漢方的生き方のすすめ

丁 宗鐵　南 伸坊
TEI Munetetsu　MINAMI Shinbo

毎日新聞出版

はじめに　丁先生の雑談療法

もう、十年以上前になるんですが、昔風にいうと「がん告知」されちゃったんですよ。「九〇パーセント肺がんだ」って。最近はアッサリ言うんですね、アッサリ言うようになってから、あんまり「告知」って言わなくなった。

本人的には、ものすごくブルーです。それまで「エンギのわるいことは考えない」主義でやってきてるから、すごいショックです。

そうか九〇パーセントか……。てことは一〇パーセントは肺がんじゃないってことじゃないか。じゃあその一〇パーセントのほうになってやれ！　って思って生活改善した。徹夜やめて、ハードワークやめて、規則的な生活で免疫力高める。で、セカンドオピニオンをってことで、漢方の先生のところに診てもらいに行ったんです。

その先生が丁先生だったわけです。

で、かかってた大病院のほうはやめちゃって、セカンドじゃなく、丁先生一本でいくことにした。先生は漢方医であるだけじゃなく、国立がんセンターの研究員をされていて、アメリカの研究所にも招かれたっていう経歴で、ていうか、そんなことより、とにかく話が面白い。

診察日は、面白い話を聞きにいく日、みたいになりました。肺がんについては、一年半後に先生のすすめで、その頃始まったばかりのPET診断を受けてみた。そしたらなんとCTのカゲとPETが一致しなかった。つまり無罪放免です。

私は一年半、自分的には肺がん患者として過してたんで、今でもまあ、少なく見積もっても一〇パーセントは肺がんだったと思ってるんですが、対談の冒頭で「肺がんと疑われた出血は、鼻血だったんじゃないか」って先生が爆弾発言。いままで自分は、肺がん自然治癒した、奇跡の生還くらいなこと文にして、本にもそれ入っちゃってるんです。

だから今は、「先生の面白い話、何度も聞きにいってるうちに、免疫が活性化されて、治っちゃったんだ」と思うようにしてます。

そのくらいに、先生の話は面白い。ですからまァ名付けて「雑談療法」ですね。私のいう面白い話ってのは、脳ミソをかき回してくれる話っていうことです。

それから先生の一代記みたいな、コドモ時代から学生時代、研究所時代の話が、もう、講談か浪曲か、植木等のスーダラ映画かっていうくらいに痛快です。サイコーです。

南 伸坊

目次

第二章 漢方は歴史

第三章 日本の抗体

第六章 人体の力

第一章

自分のはじまり

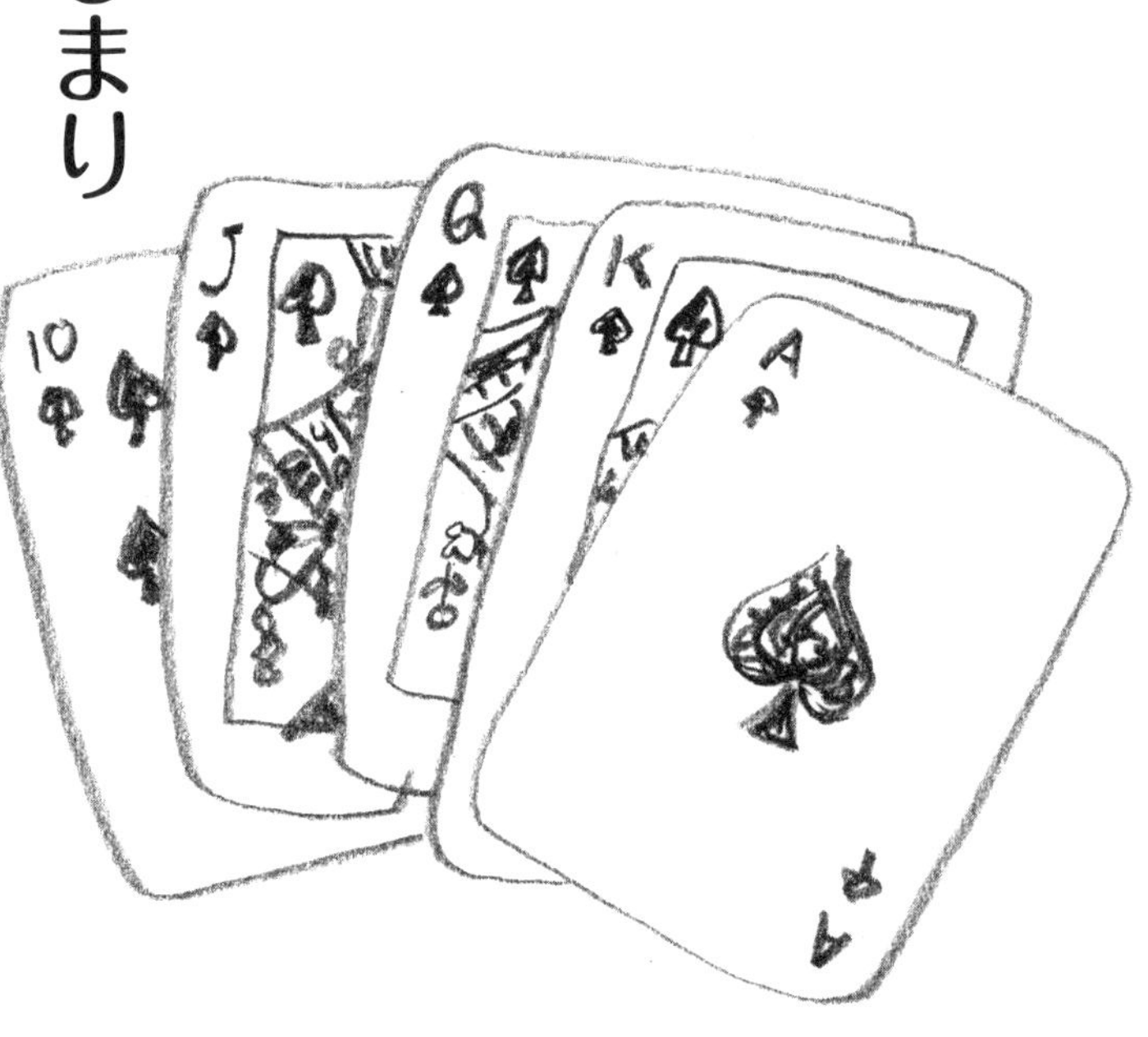

ロイヤルストレート フラッシュ

老人性メランコリー

南　先生、ボクと同い年ですよね。

丁　二人とも七十になったね。「七十にして心の欲する所に従って、矩を踰えず」。自分の心のままに行動しても人の道を踏み外さないとされる年になってしまった。

南　坊主頭なんで毎週散髪いくんですけど、一週間経つのアッという間ですよ。七十になってもう半年過ぎちゃったし、この分だと、八十になったも同然です（笑）。今、平均寿命って幾つでしたっけ。

丁　男は八十。

南　最近、同い年のと話してると「老人性ウツだ」って自分で言う二人もいるんですよ。

丁　私もね、七十年生きてきたのかもしれないけど、「これまでいったい何をやっていたのか」って、鬱々とすることがある。迷いがあるから精神年齢は不惑の四十歳以下だね。

南　え!!　先生も?　ずいぶん、いろんなことやったんじゃないですか。

丁　あと十年。なにかもっと、世の中のためになることをしたいな。

南　どういうことしたいんですか?

丁　例えば日本中の病院の中に患者用のホテルをつくるんですよ。

南　病院の中にホテル。

丁　少子高齢化で、これから病院の制度が変わるわけです。今、日本の国家予算が九十六兆円、そのうち四十一・五兆円が医療費でしょ。こんなことやってると日本国が破産するから、医療そのものをどんどん削る方向になる。医療費をいちばん食ってるのは入院費だから、まずは、患者の在院日数を減らしていくことになります。

南　病院にいられなくなる。

丁　お金がかかっちゃうからね。慢性疾患でも三十日過ぎたら病院を出なきゃいけないとか。手術をして抜糸をしないうちに退院、「三日後に外来で抜糸」って言われた時、病院の敷地の中に手頃なホテルがあれば、病院の中にいるようなものだし、患者さんは安心できる。かかる医療費は十分の一以下になる。確かに、病室で傷がくっつくまで寝ていても、ホテルで寝ていても同じです。

南　昔は盲腸でもけっこう長く入院してましたよね。

丁　いずれ二泊三日になりますよ。お産もアメリカみたいに日帰りか一泊二日になる。よく待合室で横になっている人がいるけど、これからは前日からホテルに泊まって、自分の部屋でのんびり待っていればいいんです。

　都会に住んでいる人にはわからないだろうけど、多くの地方の病院っていうのは、周囲になんにもないんですよ。アクセスもよくないから、遠方の患者さんにはかなりのストレスです。日本の医療は世知辛くなるけれど、家と病院の間に、安くて快適な中間施設つまりホテルをつくれば、ある程度は緩衝して吸収してくれるんじゃないか。それが私の七十過ぎてからの社会貢献になるんじゃないか。そんなことを考えたわけです。

南　それは患者さん専用？

丁　いや、ふつうのビジネス客、観光客が泊まっても快適なホテルです。病人じゃなくても泊まれます。

南　でもそれをつくるってお金がかかりますよね。

丁　もちろん私がつくるわけじゃないですよ。ずっとそういうことを考えていたら、ある会社の社長さんも同じことを考えていてね、意気投合して、お手伝いをしてるわけ。じつは最近その第一号、ホスピタル・イン獨協医大がオープンしたところ。

南　えっ？　実際に進んでるの？　すごいですね。

丁　部屋が四百七十あるんです。

南　でかい！

丁　病院の先生方が心配するんです。客室が全部埋まるのかと。「採算が取れるんですか」なんてね。だけど大切なのは儲けじゃないんです。とにかく、患者さんのストレスが軽減されて、喜んでくれることに意味がある。今、医療界ではちょっとした話題になってますよ。

じつはこれ、私のアイデアではなくて、アメリカでは常識なんです。病院のすぐ側に必ずホテルがあって、それがみんな良いホテルなんです。美味(おい)しいものを食べられる。催しもあって、レジャーランドになっている。日本では病院の前のホテルっていうと病気がうつって汚い、救急車が来るからうるさい、落ちついて寝られない、つくる前から敬遠されてたけど、これから日本の病院もアメリカ式になっていくと思いますね。

南　その社長さんっていうのはどんな会社の？

丁　ホテルの会社なんですよ。

南　へえ、本業の。よくこんな新しいこと、決断しましたね。

丁　その人、六十過ぎるまでずっと健康でやってきたんだけど、大きな病気をしたんですね。病気になって初めて、健康の大切さがわかったというんです。「採算抜きで社会貢献しよう」と思った。病気はきっかけの一つだからね。

南　考えざるをえなくなる。病気になると、健康な時には考えなかったようなことを考えるから。

丁　それで、私に声がかかったわけ。「人生の総仕上げ。一緒に社会貢献しよう」って。その社長さんっていうのも、我々と同年代なんです。

南　ああ、その年代っていうのがあるかもしれないですね。

丁　七十年も生きれば、やっぱり、みんなそういうことを考えるんだよね。世のため人のためっていうと聞こえがいいんだけど、誰だって、人生の総決算・総仕上げだから考えざるをえない。人の道を踏み外さない生き方ができる。

南　誰だってって、わかりましたよ。考えるようにします（笑）。

ストレスとがん

南　僕が先生に最初に診てもらったのは十年前でしたね。

丁　奥さんの紹介だったね。

南　「話が面白いから」って（笑）。あの時、別の医者から「肺がんかもしれない」って診断されてたんです。かもしれないって、やだから（笑）。セカンドオピニオンで丁先生のところにお伺いした。

丁　血痰が出てるって言っていたんだよね。しかし漢方的な診察ではがんとは考えにくかった。

南　鮮血で。一応、検査をしてもらったほうがいいっていうので、大きい病院で検査したんです。レントゲンの所見だと「異常なし」ってことになったんだけど、一週間くらいしたら、「もう一度調べたい」って病院から電話がかかってきた。今度はＣＴで調べるっていう。横隔膜の裏側にカゲがあって、今でもそれ、はっきりしてないんですけど、肺がんの可能性があるって言われてね。

僕は、肺がんになったとしても、手術はしたくない。抗がん剤もゴメンて思っていて。ていうのは、たまたま安保徹先生の本を読んでいて、結局、がんの原因はストレスで、免疫系が働いてない状態で作られると。免疫を正常な状態に戻すには、今までの生活の仕方を改めて免疫力がつくような形に戻していけばいいんだっていう、「ああ、なるほどな」と思ってたんです。そう思ってる時に、「肺がんかもしれない」だったから、「じゃ、その免疫力で自力で治ってやれ」って。仕事セーブして、徹夜もやめて。その頃にうちのが、丁先生のところにかかってて……。

丁　念のため、ＰＥＴ検査をやったね。

南　ああＰＥＴ……僕自身ははっきりしないうちに治ってしまえっていう気持ちだったんだけど。あの頃からＰＥＴ診断がそろそろ一般的になってきたんですね。ＣＴとＰＥＴのカゲが一致するとがんということになる。結果的にPETにはカゲが映らなくて。結局解放されたんだけど一年間ぐらいは肺がんだったわけです。

丁　肺がんストレスね。ストレスが長くかかると免疫力は確実に低下するから、がんになりやすくなることもある。ストレスはなるべく短期間で解消しなければ。

南　今思うと、先生に診てもらう前、あんなにCTでX線浴びてよかったのかなって思うぐらいやりましたね。がんの疑いの白い影がちょっとずつ変化するんですよ。レントゲンの先生は、「小さくなってますね」とか言うんだけど。

主治医の先生は、ほとんど聞いてない。手術したほうが早いって一点張りです。なんか、うまくコミュニケーションが取れない感じの先生で。「本当に診てくれてんのかな」って。ともかく生検をして細胞診をすればわかるっていうので、検査入院もした。よくわからなかったんですね。「先生は正直なところどうだと思いますか」って聞いたら、「九〇パーセント肺がんです」って言われた。じゃあ、一〇パーセントは肺がんじゃない（笑）。その一〇パーセントの可能性というのもあって、丁先生に診てもらったんです。

丁　結局、血痰にみえたのは肺じゃなくて、鼻から出てきた血液だったんじゃないかな。

南さん、喘息もちでしょう。喘息の人は鼻も悪いんですよ。

南　えーっ？　先生。ならもっと早くそれ言ってほしかったなあ（笑）。

丁　それはもう、はじめはいろんな疑いがあるからね。

南　そうですね。でもがんの原因にストレスがあるとしたら、医者が患者にストレスを与え続けてたわけじゃないですか、その間、ずっとがんかもしれないって。大きな病院っていうのは、もう患者はいっぱいいるし、受付ももう手一杯でもって、待たせっぱなし。患者にストレスガンガン与えるためにやってるようなものですよ。もうちょっと先生のところにかからずに、あの病院でそうやってたら、完全になってたと思うね。リッパな肺がんに。

丁　「診断が正しかった」っていうことになるでしょうね（笑）。ストレスが軽減されるだけでがんの経過が良くなる例は多いですよ。がん治療の原則でしょう。漢方薬の効果の一つでもある。

南　先生のところに来たのは、すごくよかった。話面白いんでとにかく楽しい。明るい気持ちになる。それがもう完全に違うところでしたね。話を聞いていつも面白かったし、自信を与えてくれるって。治療のことだけじゃなくて、結果的に面白く話聞いているうちにがんが治ってて、ＰＥＴに出なかったって、そう思ってるんですけどね（笑）。先生の話、もう色んなところにとんでくんですけど、結局、「漢方の話」なんですよ。これは自分だけ聞いてたんじゃ申し訳ない。

楽しい病院

丁 本来は診療所や病院っていうのは、楽しいものもあるっていうところじゃないと困るわけです。美味しいものが食べられるとか。

南 病院の食堂はまずくて当然ってなってるものね。

丁 今ようやく、日本でも出てきたね。東大病院には上野精養軒、東京女子医大だったら日比谷松本楼とか。昭和大学では帝国ホテルのランチが、四谷メディカルキューブクリニックでは、オテル・ドゥ・ミクニのフランス料理が食べられます。行ったらね、何となく非日常性を楽しめるところ。昔、神社やお寺がそうだったの。お寺っていうのは今はお参りするところ、葬式をやるところだけど、昔はなんか面白くないことがあるとね、「じゃ、寺でも行って楽しんでくるか」って。歌舞伎や相撲をやってたり、甚だしくは富くじをやってるわけです。現代でいったらカジノです。お寺は現世を楽しむ場所だったんですね。今でも浅草寺などになごりが残っている。病院っていうのも、本来は現世を楽しむ所のほうが面白いと思います。楽しいほうが病気にならないんだから。

南 今は医者や病院が失敗できない世の中になってるじゃないですか。だから予め先回りして予防線を張りますね。昔はいきなりがんなんて言わなかったですよね。でも今は、早めに「がんの疑いあり」と言っておけば、がんじゃなかった場合でも「良かったですね」でいい。いずれにせよ、病院で起こることって、当事者としては楽しくないね（笑）。

丁 だからね、なおさら楽しいところにしたほうがいい（笑）。

南 楽しい病院って画期的ですね。

丁 さっきのアメリカの病院なんだけど、外来に図書室があってね、医学に関する情報とか、趣味のこととか、たくさんの資料を誰でも閲覧できるんです。売店やレストラン、レクリエーション、病院中に絵が展示されていて、廊下を歩いているだけでも楽しくなる。時々、チャリティーのジャズやクラシックの生演奏を聴けるとか、病院の中でいろんな催しがあるんです。そういうプログラムが目白押しになってるから、行くとなんかしら時間をつぶせる。病気じゃない人が行っても楽しい。友達が病気になったら、じゃ、お見舞いに行く前にちょっとね、その聞いた友達の病気のことを勉強しておこうとかね。ついでにうまい物食べてジャズでも聴いて帰ってくるとか。そういうのが、私は本来の姿だと思います。

南　先生はどうしてそう考えるようになったんですか?

丁　これには、子どもの頃の体験がありますね。私は家が非常に貧乏だったから、子どもながらに覚えているのは、「病気になると困る」という強烈な体験です。子どもの頃はあまり意識はしていなかったけど、私は在日韓国人ですから、いま思えばあきらかに周りの子とは違う生活水準なわけです。自分の何が嫌って、貧乏が嫌だった。食い物もない、着る物もないっていう生活だから、病気になると本人も家族も、とにかく苦しい。

そういう体験があるから、弱者の立場が身に染みているんですよ。病人っていうのは社会の弱者でしょ。安心して医療を受けられる世の中がどれだけ良いかって思うんです。

校庭の家

南　みんな六十過ぎたりすると、同窓会とか盛んにやりますね。先生は行かれたりしますか？

丁　私はね、小学校の同窓会に行けないんです。中学校は一、二度顔を出したけど、小学校の同窓会は恥ずかしくてね。

南　あー。

丁　みんなに顔向けできないってことです。

南　ええッ？　何があったんですか。

丁　私はね、小学校の校庭に住んでいたんですよ。

南　えっ？

丁　自分の家が小学校の校庭に建っていた。

南　小学校の校庭に家建てちゃった？

丁　いや、最初は小学校裏の都営住宅の一角に正規の契約なしに間借りして住んでいたんだけど、都営住宅が移転して無くなっちゃったんです。うちは契約者ではないので他の新しい都営住宅に入れない。行き場がなくてその場所に取り残されたわけ。すると隣の小学校の建て替えが始まって、都営住宅の跡地の一部が校庭になることに決まった。周りが急に校庭になってね。一家が住み着いている家屋が、校庭の一角を不法占拠してる格好になっちゃったわけです。

南　小学校が拡張したわけですね。

丁　そうそう。木造から鉄筋に建て替えて。

南　積極的に、いきなり校庭に家を建てちゃったわけじゃない。

丁　よく在日韓国人って川のすぐ側とか、居住コンディションの悪い所、人が住まないような所にちょっと不法占拠して住んだりとかね、そういうことをしていたんだけども、うちの場合、小学校の裏庭に当たるような所に住んじゃったわけ。そこは私の通っていた小学校。具合が悪いわけですよ（笑）。

南　アハハ、まあ、そうですね（笑）。

丁　子どもながらに「これはまずい状況だな」ということが、わかるわけです。家に学校の関係者が来てね、「早く立ち退いてください、子どもたちが運動ができなくて困ってます」とか言っている。

南　お父さんとしたら「小学校のほうが勝手に広がってきたんじゃないか」でしょう。

丁　いや、うちの親父もかなりまずいと思っていた。子どもながらにものすごいストレスでした。弟とも言うのですがこれで子どもがグレなかったんだから、儲けものだって。

南　やっぱり、落ち着かないよね（笑）。

丁　お金がないからね。どうにもならない。私は小学校、中学校、高校と日本名を使っていたんです。普通の日本人と変わらない名前を使っていたから、わからない人はわからないんだけど、極端に貧乏だし、「あそこは朝鮮人だよ」って言う人がいたんですよね。でも、小学校の四、五年までは状況を私もよく理解できていなくて、他の子どもも一緒に遊んでくれたんですよ。ところが、六年生ぐらいになると、「あの子と遊んじゃいけないよ」とか、「あの子を家に呼んじゃいけないよ」っていうことを言われるらしいんですね。

南　ああ、それはキツイなあ。

丁　そうすると今まで遊びに行って家に上げてくれた子が、もう家に上げてくれない。「あなたと遊ぶとお母さんに怒られるから」って言うんだけど、みんな理由を言わないんです。「やっぱり、うちが日本人じゃないからか」って思ってね。

南　日本人じゃないのもあるけど、家が小学校の校庭にあるからじゃないすか（笑）。

丁　うちと同じ頃、都営住宅に間借りして住んでいたおばあさんがいたんですが、やはり貧乏なので病院に行けない。体調が悪くなると近くに生えているドクダミや薬草を煎じて飲んでました。とても元気で、当時としてはめずらしく七十五を過ぎても若い人並に働いていました。子どもながらに生薬の力、自然の恵みをみせつけられた原体験でしたね。

宗教と哲学

南　うちも貧乏だったけど、つまり昔はみんな貧乏だったじゃない。うちの親父は、どうもね、戦争中うまいこと立ち回って儲けてたらしい。戦争が終わって病気して失敗して、夜逃げみたいに池袋に移ってきた。逃げてきた理由とか、僕が小学生の時に親父が死んじゃったから知らないんだけど、こないだ、いきなり四つの時のことを思い出したんです。「ああ、自分にも四つの時の記憶があったんだ」って。

丁　何を思い出したの？

南　北池袋っていう駅が出来上がっていくの半日目撃してた。もともと堀之内っていう駅だったらしいんだけど、空襲で壊されて、廃駅になった。戦後に東上線は従来通り通るようになったけど、駅はなかったわけです。そこにその記憶が実は正しかったっていうのが判明した。その駅ができたっていうのが、ボクがそこに引っ越してきた年だったんですよ。

丁　やっぱり事件があると何かしら覚えているんだね。

南　おそらく先生は僕なんかより、ものすごく記憶していると思うな。記憶力いいから。

丁　いやいや、そんな覚えてないです。

南　え？　覚えてない？

丁　やっぱり引っ越しとかね、そういうのはよく覚えてます。

南　その校庭の家に引っ越した時のことも。

丁　それはもちろん。一番最初の記憶は三歳ちょっとの頃だね。弟が赤ちゃんだった時。

南　三歳！　三歳はやっぱり記憶力いいですよ。

丁　親父とお袋が大げんかをして、絶望したお袋が私の手を引いて家出したの。たぶん心中するつもりで。それが最初の記憶。子どもながらに怖かったんでしょう。夜道をね、田舎の夜道をしばらく歩いて家に戻ったら、親父が弟をおんぶして困ってたわけ。弟がワアワア泣いてね。

お袋は弟がいるから戻ったんだね。いなかったら、どうにかなってたかもね。お袋は私を十六で産んだんです。だから、その時はまだ十九ちょっと。うちのお袋、十五で嫁に行ってるから、童謡の『赤とんぼ』みたいなもの。

南　ああ。「十五でねえやは嫁に行き」ですね。

丁　終戦直後に、口減らしで嫁に行かされた。私は杉並で生まれ育ったんです。

南　その頃の杉並は田舎ですね。

丁　まったくの田舎。一面が田んぼで、もう本当に、赤とんぼが飛び交っていてね。その田んぼの外れのバラックに住んでいました。そこが、いまは地名が変わっちゃったけど、成宗（なりむね）っていうの。うちの親父はくず鉄屋をやっていてね。成宗のくず鉄屋の息子だから、宗鐵（むねてつ）。

南　簡単に付けましたね（笑）。

丁　でもそれを聞いて、うちのお袋がね、それはやめてくれと。「くず鉄はないでしょう」って。せめて宗鐵の鐵を哲学の哲に変えて「宗哲」にしてくださいと、親父に頼んだっていうんです。親父は「それでいいよ」って、自転車をこぎながら区役所に向かったんだけど、道すがら、「宗教と哲学じゃあ、子どもが神経衰弱になる」って、気が変わってしまった。

南　地名なんだけどね。本当は（笑）。

丁　お袋には「ちゃんと届けておいたよ」とか言ったんでしょう。お袋は私の名前を、「宗哲」だと思ってたし、私もずっと宗哲だって思ってた。幼稚園に行くお金がないので、お袋が平仮名、片仮名、漢字、計算なんかも、小学校に上がる前に必要だからって、家で一生懸命教えてくれたんです。自分の名前も漢字で書けるようになっていた。

南　お母さん、偉いですね。

丁　うん。小学校の入学式に行ったら、自分の名前がないわけです。なんか違う（笑）。「これは僕の名前ではありません」と先生に言ったら、「これが君の名前だ」って。おかしいなと思ってうちへ帰ってきて、「テツの字が違ってる」って言ったら、お袋が察して親父を問い詰めるんだけど、本人はもう忘れちゃってる。男は強くなきゃ、とか思ったんでしょう。区役所には鋼鐵の「鐵」、くず鐵の「鐵」で届けてあったんだ。それで私は宗鐵になっちゃった。

南　宗鐵って、名前としても変わってますよね。

丁　そうそう。日本人でもない。韓国人でもない。成宗のくず鉄屋。とても印象深い名前なので、漢方を専門にするようになってから、この名前でずいぶん得をした気分です。今頃になって、親父に感謝しています。

ロイヤル・ストレート・フラッシュ

南　先生のお母さんは日本人なんですか。

丁　ハーフなんですよ。お袋の親父、私のじいさんにあたる人はね、今から約百年前、大正時代末期に日本に来ている。日韓併合時代の日本に来た第一陣だからすごく古いんですね。そのじいさんは十二歳で日本に来てるんです。十二歳の少年が、自分の判断で一人で日本に来たって、知り合いなんて誰もいませんね。

南　すごいですね、それ。

丁　でも韓国にいたら百姓で小作をやって一生が終わっちゃう。ここで小作で死ぬんだったら、日本という国に行って自分を試したいって、言葉もわからないのに出てきちゃった。

じつはこの話、少しまゆつば的なところがあって、後にじいさんの韓国の実家を訪ねたらずいぶん立派な地方の名家だったんです。国会議員までいました。私にしてくれたじいさんの話はかなり割引きして聞かないとダメかもしれません。適度に脚色されている可能性がある。

それで、訪ね尋ねて東京まで出てきて、どこかの店に丁稚（でっち）で入ったらしい。そうしたら、店の主人が非常に親切な人で、読み書き算盤、全部、教えてくれたっていうんです。若いからどんどん吸収して、うちのじいさんの日本語は訛（なま）りが全然なかったんです。

そうしているうちに関東大震災が起きた。その店は韓国から来た若者を、よく働くからっていっぱい雇っていたんですが、震災直後の朝鮮人虐殺事件で、大部分が殺されてしまった。うちのじいさんはたまたま東京にいなくて助かったんです。

南　う〜ん。

丁　韓国から来た人を十人くらい雇っていたらしいんだけど、生き残ったのは二人。この話は子どもも含めて家族にはほとんど話してないので、どうしてじいさんが晩年に私にのみ話してくれたのかは不思議です。真意は聞きそびれてしまいました。おそらくいまわしい記憶を長らく封印していたのだと思います。戦争の話をしたがらない復員兵みたいなものでしょう。

南　う〜ん。

丁　うちのじいさんは、商品の買い付けで、東京にいなかった。山梨だったと思うんだけど、東京が混乱しているから戻るに戻れないまま、山梨の工場で働き出した。当時としては大男だったの。死んだ時も百八十センチ近くあって、しかも横幅があった。恰幅もいいし一生懸命働くから工場の支配人が気に入って、「よし、俺が嫁さんを探してやる」って、うちのばあさんとお見合いさせたんです。地元の器量のいいおとなしい人で、二十三歳だった。二十三歳っていうのは当時としては……。

南　遅いほう。

丁　そうそう。みんな十七、八、遅くても二十歳までには嫁に行くっていう時代なので、二十三歳というのは、今で言うと三十五歳過ぎに相当するぐらいの状況です。「なんで、こんな人がお嫁に行かなかったんだろう」って、じいさんに思われてたみたい。もちろん理由があって、それは、どうもうちのばあさんちはヤクザに関係していたようです。たぶん。「堅気しか嫁に行きたくない」って言っているうちに、行き遅れていたのかもしれません。

南　やっと希望の縁談が来た。

丁　「この人は半島ものだよ」と周りが言っても、「半島ものでも、ヤクザじゃなきゃいい」って、うちのばあさん、それで一緒になったんでしょう。でも結婚式にはやっぱり、そのすじのお兄(あにい)さんたちが来て、みんなうちのじいさんを見て大喜びしたんだって。「こりゃあでかいのが来た。これで出入りはうちの勝ちだ」

南　ははは。

丁　私は十年前、六十歳の時に日本に帰化したんですが、その手続の際、一家の代々の戸籍が必要になるんです。

南　十年前？　そうだったんですか。

丁　還暦をもって日本籍になりました。その時にね、おばあさんの戸籍が必要になり取り寄せようと思ったら、いくら調べても戸籍がないんですよ。日本人だからあるはずなんだけど、ない。笛吹川のたもとで生まれ育った場所もわかってるし、でも役所に聞いたらそんな人の戸籍はないって。私が想像するには、当時の戸籍が残ってない人っていうのは、部落民だった可能性がある。氏素性がわからないようにするために、わざと戦後に戸籍を処分してくれたようです。たぶん、これも想像なんだけど、うちのばあさんは単なるヤクザの関係だけじゃなくて、部落民出身。それが韓国人と結婚したということかもしれない。

南　すごいな。ロイヤル・ストレート・フラッシュじゃないすか（笑）。

貧しい原因

南　先生の話聞いていると、おじいちゃん、おばあちゃんは、ちゃんと個人として「こう生きたい」って意志のある二人が出会った感じですね。

丁　いろいろ条件が揃ってるけどね。

南　お父さんはどんな？

丁　十四歳ぐらいで日本に来たっていうことになってるんだけど、韓国の田舎では戸籍の届け出が遅れることが多くて、三歳か四歳サバも読んでたから、十七ぐらいだったんじゃないかな。勉強したくて東京の簿記の専門学校に入学したようです。その後、ある時親父が、いろいろな事情からうちのじいさんの仕事を援助したわけ。そうしたらじいさんが

「うちは貧乏で子だくさんで、何もあげる物がないから、これを持って行ってください。これ、どうですか」って言って、うちのお袋をくれたっていうんです。

南　お母さんを？

丁　もらうほうも、もらうほうけどね。「いいですよ。口減らしにもなるんだったら、もらっておきますよ」って。うちのお袋も、貧乏だからしょうがないって思うんだけど、十五っていうのが、いくらなんでもちょっと早すぎるわけ。幼くして嫁に行けば必ず、今で言うとデキ婚とかね、そういうふうに言われるだろうし、子どもに合わせる顔がないって思った。だから、結婚式だけは盛大にやってくれ、で、記念写真を撮ってもらう、それをしてくれれば、私は嫁に行く。そういう条件で、うちのお袋は嫁にいったわけです。写真というのは、まあ、私に見せるためにね。

南　その写真は今でもある？

丁　ちゃんと残っていますよ。

南　すごいよね。もう、いきなり物語みたいですね。

丁　貧乏でしたからお袋は編物と洋裁の免状をとって内職で注文服を仕立てて生活を支え

ました。急ぎの注文があると徹夜で作品をつくっていた。大変だったと思います。徹夜で働くお袋の姿が脳裏に焼き付いているものだから、私も何かという時には、頑張ることができるようになったんでしょう。うちの「丁」というのは、韓国では珍しいんです。祖先は船乗りと聞いています。中国系の名前なんですね。山東から上海あたりに多い名前。だから、中国大陸のどこかから、朝鮮半島に船とともに流れてきたんでしょうね。

南　へえ。

丁　うちのお袋のうちは、そのじいさんは「姜（きょう）」っていう。

南　生姜の「姜（が）」。

丁　「姜」にもいろいろあってね。うちのじいさんは神農姜（しんのうきょう）っていう家柄、やっぱり中国系なんですよ。神農というのは、農業の神様、漢方の神様です。漢方の世界では、神農が全部、薬を作ったっていうことになっています。きわめて由緒ある名前だったんです。漢方を専門にしなかったら知るよしもなかった背景です。

南　先生、やっぱり。漢方の星の下に生まれたね。

丁　流れ流れて、日本にやってきたんですね。

南　先生が今こういうふうになってるっていうのが、すごく納得できますね。おじいちゃんの話とか聞くと。

丁　私の子どもの頃は、けっこううちにね、全身総刺青ですごいのが来たり。そういう人と一緒に風呂屋へ行ったりしたものだから、近所のガキに殴られたとかね、直接いじめられたことがない。「いじめると後で大変なことになる」ってみんな思うんですね。ボディガードを付けたようなもの。でもみんな若くして、やっぱり肝臓を悪くして亡くなって来なくなった。刺青などで肝炎ウイルスに感染するためです。

南　子どもの頃は銭湯へ行くとそういう人、いっぱいいて、そばに行ってじっと見たりしてましたけどね。

丁　そういう人を見かけると、「そこの坊主、来い」って言われて、背中を流さなきゃいけなくなる。

南　その頃ってもう、小学校の校庭にうちが建ってるわけでしょ。いつ頃までそこにいたんです？

丁　高校を卒業するまで。高校を卒業してから、やっと移転した。もっと早く移転してほしかったんだけどね。というのも、うちの親父はね、私が中学ぐらいになった時にけっこう商売がうまくいきだしたんです。くず鉄の調子がよかった。根が働き者だったのかもしれない。けっこう儲けていてね。子どもながらにね、「ああ、この分だとどこかに家を買って、ここを出ていけるな」というぐらい儲けたわけ。でも貯まったらね、どうしたのかというと、親父はそのお金をつかんで田舎に帰っちゃったの。そして田舎にみんなあげちゃった。

南　田舎って?

丁　韓国の田舎。

南　あ、はあー。成功したら、そういうふうにするものだと。

丁　故郷に錦を飾りたかった。それをやられると、うちには何も無くなっちゃう。うちにある金目の物、全部、持って行っちゃった。一銭も残らない。二週間ぐらいしたら、酔っ払ってふらふらしながら帰ってくるんです。それからまた一生懸命働くんです。子どもらは、「ああ、よかった。今度は本気になってくれる」って喜ぶんだけど、やっぱり、また貯まったら、それを持って……それを何回やったかわからないです。結局、引っ越せない。

お金が貯まったら、持って行っちゃうんだから。だけど、田舎じゃ大歓迎なわけ。

南　まあ、大歓迎でしょう。

丁　ちょうど日韓条約が結ばれた頃の話で、そんなことを何度か繰り返しましたよ。当時、まだ羽田から行くんだけど、一応、見送りには行ってね。韓国に行ってお金をばらまいて、すっからかんになって、また帰ってくる。ほとんど病気。在日韓国人一世の凝り癖です。

南　気っぷがいいっていうのか。そういうのが普通だったりするんですか、韓国じゃ。

丁　いや、他の人はあんまりやらなかったですね。親父ほど極端な故郷思いの例はあまり知りません。まあ、それをうちのお袋が許してたからね、お袋が我慢してたんです。

南　お母さんも気っぷがいいなあ。カッコイイ。

丁　だけど、一番辛い思いをしてるのは、私だから。

南　そうだよね（笑）。

丁　「自分の子どものこと、考えなさいよ」って。

南　子どもはもう、日本人として教育を受けちゃってるからねえ。

丁　針のむしろでしたよ。校庭に住んでてね。

第二章

漢方は歴史

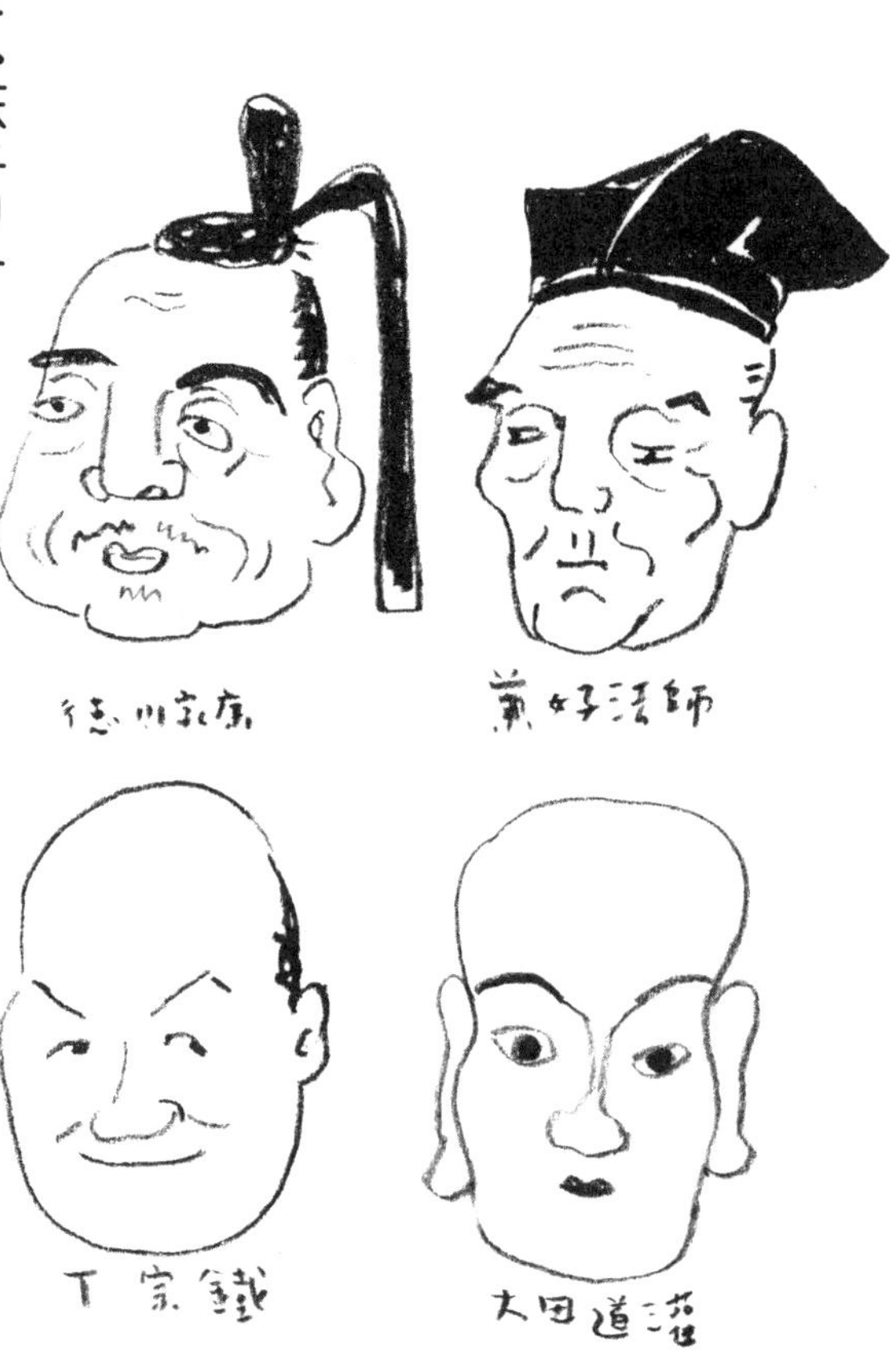

勉強するな

丁　小学校の六年生の時にね、どういうわけだかお袋が「お前は将来ちゃんと勉強で身を立てなきゃいけない」って、近所にあった塾の中学生クラスに私を入れたんです。お袋は一家の将来を私に託すようなところがありました。教育熱心でさすがの親父もこの方針には従っていました。お袋はすでにこの頃には私を医者にさせようと内心考えていたようです。友達とあんまり遊んでないから可哀想というのもあったんだろうね。月謝が百円。物価が何十倍になってるかわからないけど、当時としても格安で、たった百円で、数学と英語をひと月ちゃんと教えてくれる。とてもいい先生でね、私のことを目にかけてくれて。英数以外も相談にのってくれる先生でした。高校の歴史の先生だったんです。

南　それで、歴史に興味がある。

丁　白井明という東大を出た歴史の先生で、自宅の書斎で教えてくれるわけだけど、壁一面に歴史の本がびっしり。

南　それは、何人かで？

丁　先生の家の近くの中学生といっしょに。自分の学区から少し外れていたから、ずいぶん解放された気がしました。

南　ああ、そうでしょうねえ。

丁　すごく居心地が良かったんです。心底勉強で身をたてたいと思うようになった。

南　本当に良かったですね、それは。

丁　英語も一年進んで習ったので、中学校、高校の勉強が楽だったですね。

南　お母さん、カッコイイなあ。お母さんにしてもお父さんにしても、なんかこう、基本的なところで、きちんと芯があるという、そういう人たちですね。

丁　いや、親父はそうではなかった（笑）。教育はお袋に従っていた。

南　だって、その、田舎に金を持って行っちゃうってのも、ある意味、すごいじゃない。

丁　爪切りまでなくなっちゃう。うちの親父が出て行った後で、爪切りを探してもいつもの所にないわけ。「母さん、爪切りがないけど」って言ったら、それも田舎に持って行ったと。「ええっ？　爪切りまで持って行くのかよ」

南　あははは。

丁　金目のものは全部持って行く。家に戻ってきた親父に、「なんで爪切りまで持って行っちゃったの？」って聞いたの。「向こうでは使わないけど売れるかもわからない」って。売れそうなものは全部持って行くわけだ。そんなありさま。

南　その、お父さんの田舎は、もっと貧しかったんですね。

丁　初めて韓国へ行ったのは十八の時だけど、親父の田舎には電気がなかった。ランプで生活しているわけ。ベトコンみたいに山道をロウソクで照らして、親父の家まで行ったんです。

南　十八歳っていうと。

丁　大学生。大学に入って初めて韓国に行った。

南　大学の医学部に入るって猛勉強しないとだめですよね。先生はどんな高校に行ったんですか。

丁　私のうちじゃ、経済的に公立しか行かせられないからね。都立の普通科だけれども。その高校から医学部に行こうと思ったら一番にならなきゃ無理、そのぐらいのレベル。

南　医学部っていうのは、その頃から目指してた。

丁　いや、その塾の先生の影響があったから歴史をやりたかったんです。歴史の先生になりたかった。そうしたらお袋が、高校二年の時、「在日韓国人は学校の先生になれないんだよ」って言うんです。確かに当時はなれなかったんですね。私立校では理論的にはできたけど、非常に限られてるから、余計になりにくい。「だから、お前、少しもうちょっと勉強をやればね、医学部へ入れるかもわからないから、医者になれ」と。医者になってから歴史でも何でも、好きなことをやればいいって。「最初から歴史を目指していたら、好きなことはできないよ」って言われてね。しようがないから、高校二年の時に理系に変えたわけ。大変でしたよ。それまでは文系の科目をやってりゃいいなと思ってたんだけど、数学・物理をやらなくちゃいけないから。それはもう、かなり勉強しました。

南　それでストレートで医学部に行って。

丁　絶対に浪人できないからね。私はね、じつは中学校も高校も、親父の仕事をすごい手伝ったんです。

南　えっ、くず鉄を？

丁　学校に行く前、朝四時に起きて仕事をしていたんです。それはもう、休日、日曜は全日、平日もずっとそうだから、ものすごい働いていた。勉強しなきゃなんないのに、毎日肉体労働。くず鉄運び。親父が買ってきたくず鉄をね、形状ごとに並べたり、曲がったくず鉄を真っ直ぐにするとか。それを小中高と何年もやっていた。親父が田舎に持って行った金の少なくとも二〇パーセントは私の稼ぎだって、そのぐらい働きました。

それなのに、私が夜遅くに勉強をしていると、親父がカンカンになって怒るんです。「勉強するな」って。勉強は体に悪いって。早く寝ろ。それで、自分は酒を飲んで寝ちゃう。この世界のどこにね、実の子どもが勉強して、怒る親がいる。変わった親父でしたよ。

南　でも先生は勉強した。

丁　親の目を盗んで勉強したんです。寝たふりをしてね、親父が酒を食らって寝入るまで待つわけ。寝たら、こっそり起きて勉強する。

南　わはは、すごい！　親の目を盗んで勉強「する」人は、なかなか、いないよ（笑）。

丁　親父はまさか自分の子どもが医学部に入るとは考えてもみなかった。入ってからびっくりして少し酒を控えて暴れないようになりました。さすがに医者の親父がアル中もどきではみっともないって考えたのでしょう。

逆の教育

南　二宮金次郎はね、お父さんが死んじゃって伯父さんのとこに預けられて、勉強してると「油がもったいない」ってイジワル言われて、「本なんか読むな」って伯父さん言うわけでしょ。なんかもう、遠くの親戚に預けられていじめられたんだなって思ってたんだけど、金次郎んとこ行ってみたら伯父さんとこすぐ隣りですよ。だいたい、伯父さんは、いじめてなんかいないんで（笑）。金次郎の親父っていう人が、その、本を読んだりするのが好きで、いわばそれで身上つぶしちゃったみたいなんです。で、伯父さんのとこは堅実に百姓やってるから、金次郎をそういう堅実な百姓にしようってんで、「油を使うな」とかって言ってただけなんで。それに比べたら、先生はさらに親の目を盗んで勉強する。二宮金次郎より先生のほうが偉いね（笑）。

丁　ある時ね、親父の友達がうちに来て、「お宅の息子さんは医学部へ行ってるんですってね」って言ったら、「ええもう、医学部に入れるにあたってはね、いろいろと大変でしたよ。苦労しましたよ」って、親父が言ってる。「このくそ親父、なに言ってるんだ」って、そう思ってたけどね、当時は。酒さえ飲まなければ幼き者のいい親父だった。医者の立場からみてもアル中に近い状態でした。おかげで反抗期のエネルギーはすべて勉強に使ったと思います。

南　だから、続いたのは、あると思うな。

丁　こんちきしょうと思ってたからね。

南　こんちきしょうと思うから、その勉強ができたんです。「勉強しろ、勉強しろ」って、親からうるさく言われてって、そういう辛さもあるんですよ。

丁　それは、辛いね。

南　「しろ、しろ」って言われると勉強したくないって思っちゃうよね。お父さんの教育のおかげですよ。うちもね、言われなかったです。お袋がものすごい、のんびりしてて。

先生はお子さんに対してはどうでした？

丁　私はね、子ども三人いるけれども、「しろ」って言ったことはないね。女房にもね、子どもに「勉強しろ」は言うなと。

南　「するな」は？

丁　いや、「するな」は言った（笑）。でも意味がぜんぜん違う。家では学校の勉強をするなっていう意味。うちの方針としては、学校の勉強というものは、学校で完結させる。学校から帰ってきたら、お絵描き、ピアノ、バイオリン、水泳、書道、とにかく、学校の勉強以外のことをさせる。家に帰ってきたら、学校以外のことで、スケジュールをいっぱいにする。勉強は学校でしかできないし、学校でしか教えてもらえない。学校の授業をよく聞いてくださいと。「学校の授業でちゃんと聞かなくても、あとで塾の先生に聞きゃいいや」っていうのはダメ。

南　ああ。まさにそうですよ。

丁　そういうやり方をしたんです。

南　だったら、お父さんの教育も、悪くないじゃないすか（笑）。

丁　いやいや。子どもの教育っていうのは、やっぱりほめて、楽しませて、楽しむ中で、子どもが自分からすすんで勉強しなきゃダメ。

南　やりたいって思うから進むんだよね。

丁　うちの親父はね、くたびれると家へ帰ってきて、焼酎を飲んで寝ちゃうっていうのを楽しみにしていて、まあ、それも素直に寝てくれりゃいいんだけど、毎晩、寝る前にひと暴れするんです。狭いひと間に家族五人が暮らしていてね、そこで暴れるわけ。それをずっと見ているから、「ああ、俺、大人になったら酒を飲むのはやめよう」って、子どもながらに思っていました。それでも時々、親父が暴れない日があるんです。何をやるかというと、我々に韓国語を教える。まだ小さい私と弟を並ばせてね、酒に酔ってへべれけになった親父が、韓国語を延々とやるんです。「発音がなってない」「ぜんぜん違う」って。子ども達はもう眠たいのに、でも絶対に寝かせない。ほんとうに苦痛で嫌だった。

南　しゃべってないわけだからね。

丁　そもそも習ってない。

南　日常生活では、お父さんは韓国語をしゃべってたんですか。

丁　いや、しゃべらない。

南　日本語をしゃべる。

丁　日本語オンリー。

南　そら、わかんないすよね（笑）。

丁　何にも習ってないのに、突然、我に返ったように教え始める。酔っぱらってくだを巻いている時にね。

南　ああ、でも、なんかこう、気持ちはわかる気はしますね。同化するには、子どもたちは日本語がちゃんとしゃべれるようになってるほうがいいんだから、そういうふうに生活してたんでしょう。

丁　大学に入った時、韓国語の勉強を本格的に始めたのです。ハングルはすぐに覚えられるから、読めるようにはなったけど、なぜかその先にまったく進めない。とくにヒアリング。言葉を聞こうとすると、脳が遮断しちゃう。拒絶反応が起きる。ぜんぜんダメなんです。これほどにダメというのには、「自分にはもう、語学の才能がないんじゃないか」って、落ち込んだこともあった。でも、英語はすらすら入るわけ。英語はしゃべれるじゃん。

なんで韓国語がダメなんだろうって考えたら、子どもの時の原体験があるからなんだってわかりました。「それじゃだめだ」「もう一回」って、酔っ払ってくだを巻く親父と韓国語が、自分の中でつながっている。自分の意思ではない、押しつけられたものは、どうやったって身につかないんですよ。

中学、高校の頃に自ら進んでやったこと、もう一つの勉強に植物観察がある。コケ、蘭(らん)、サボテン、なんでもいいんですが成育を観察して楽しむのです。友人が少ないのをまぎらわせていたのかもしれませんね。高一では生物部に入部して、食虫植物の観察をしてました。この下地があったので漢方薬の原料生薬の勉強にはスムーズに入れました。すぐに勉強や成績に結びつかなくとも自分のやりたいことをやることは必要です。

見えない影響

南　お父さんの影響でいろんなことがあったわけですね。先生はお医者として、たくさん人を診ていて、その人の親の影響とか、感じることってありますか？

丁　それは多いですよ。

南　病気に結びついたりとか。

丁　精神的な面ではね、親が大きいと思います。四、五歳までが大事だと思いますけど、親の精神状態が非常にいいとね、その先、親と死に別れても、それ以前の環境で子どもが育つって言いますね。

漢方ではよく言うんだけども、外来に初診で来た時、「着ている服の色」、これをすごく気にするんです。子どもの、自分がまだ意識がない時に親に何かトラブルがあった。例えば、お父さんとお母さんが離婚したとかね。お父さんが単身赴任で長期に居なくなっちゃったとか。お父さんが死んじゃったとか。子どもにとっては大事件ですよ。そういうのが起こった人っていうのは、着てくる服がね、紫っぽい色を好んだりとかね、紫に黄色いブローチを着けるとか。例えばそういう特殊ないでたち、カラーコーディネートをすることがよくあります。そういう紫っぽいものを着ている人が来たら、その辺を探っていくわけです。そうすると、そういう患者さんの場合、それをはね返すようにね、自分ですごく努力する。無理をして、オーバーに頑張ろうとする人が多いです。

出てくる病気っていうのも、無理に無理を重ねるから、大きい病気になる。リーダー的に頑張るような人には意外とそういう人が多いんです。着てくる服っていうのには、けっこう影響がありますね。

南　あ、今日の僕のカッコはどうすか（笑）。

丁　年配の男性はね、奥さんが見立てたりするから、意外と当てにならないんです。女性は自分で選ぶから、女性に当てはまることなんですけども。黒っぽい服を着てくる女性っていうのは、これ、お父さんから独立しようとして、というのも、父親と性格が似てるから、親から独立しようと思って家を飛び出すような人が多いです。白っぽい色とか、薄ピンクとかね、そういう淡い、白っぽい服を着る人は、お父さんとの関係が非常にいい人、可愛がられて、猫かわいがりされて幸せな人生。だから逆に、小さなストレスで参っちゃう。「なんでそんなことで参るの?」っていうようなことで参っちゃう。貧しい家庭に育つと濃い緑を好む傾向があります。それぞれ生きてきた環境が違うんだから、漢方の医者としては、それなりに対応しなきゃいけない。

患者さんを診る時、漢方ではね、「病気を診るんじゃなくて、病人を診るんだ」っていう言い方をしますね。「病人を診る」って具体的にどうなのかっていうと、その人の人生を診るわけです。みんな漢方薬を処方するのが漢方医だって思ってるけど、「この人の人生がどの辺に来てるのか」っていう、言葉ではなかなか説明しづらいんですけども、漢方をやっている医者っていうのは、病気じゃなくて病人とその背景を診るわけです。

南　やっぱり大きい病気っていうのは、普通に、精神生活が健やかにストレスなしに暮らしてたら、あんまりならないものですかね。

丁　そう思いますよ。どこかで無理をしてる。その無理が、自分から無理をしてる人もいるし、環境が無理を強いている場合もある。だから本来はがんになりにくいようなそういう体質、それからそういう環境に育ったのに、親の介護で、自分の親と、亭主の親も、両方みなきゃいけない、四人看取るというようなことを続けてやって、がんになるっていう人もいます。

南　ああ、昇進するのはいいけど、向いてない仕事もやらざるを得なくなるとか。そういうのもありますね。

丁　タイプがあるからね。どういうタイプか、長年の経験と勘でもって調べていくわけ。おさらいですけど、漢方では人の体質を「実証」「中庸」「虚証」の三つに分けて考えます。実証の人は体が丈夫で気力もあって頑張るからね。どうしても世の中は、そういう人を評価するわけ。虚証の人はすぐ疲れて。虚弱体質。頑張れない。たいがいの人はその中間の「中庸」なんですよ。一番良いのは両極のバランスがとれた状態なんだけど、実証の人みたいに頑張ろうとして無理しちゃうんだね。

泥人間

丁　その、どんなタイプかはお構いなしに、西洋医学は基本的に、悪い所を取っちゃえばいいという考え方。取り切れない時は、入れ換えればいい。機械のように入れ換えられる。部品の供給もとの人はどうするんだろうと思うけど、それはあまり問わない。中国もそうです。そういう考え方が主役になってきた。漢方はもともと中国から来たわけだけど、今の中国の医学全体としてはね、ほとんどアメリカと同じだから、入れ換えちゃうんです。臓器移植が世界で一番、盛んなのは中国ですからね。共産党の要人なんか、かなりやってるんじゃないですか。

南　ああ、なるほどね。

丁　十年ぐらい前かな。中国の東北に行った時に、黙って普通の旅行者として行ったんだけど、途中で医者ということがばれちゃったの。そうしたら、その晩から接待攻勢でね。夕ご飯には困らなくなった。それで、みんな何を言い出すかっていうと、日本にはいっぱい腎不全とかいるだろうと。いくらでも移植してあげるって。死体はいくらでもある。死体はすぐ作るから、患者をどんどん紹介してくれって。

南　ははは。すごいな、どうやって作るんですか。

丁　死刑囚の中からちょうどいいのを選ぶ。

南　ちょうどいいのを（笑）。なんか、むかし読んだ中国の神話に、「へえ、中国人ってこんな話考えるんだ」って感心したのがあってね、女媧（ジョカ）って神様が、人間を作る話。泥をこねて、最初のうちはちゃんと一体一体作ってった。男を作って、その肋骨で女を作るとか省エネしないで、男も女もこう、一体一体、丁寧にこねて、どんどん命を入れてたんだけど、神様、疲れてきて、もっといっぺんにこう、できないものかって。それで水を加えて、ドロドロになった中に縄を入れてね。バーンと振り回して、その飛沫に「人間になれ！」って言う。するとその飛沫が全部、うにょうにょって人間になった。で、この世界には丁寧にこねて作られた人間と、飛沫からできたような人間がいるってんですよ。

丁　我々はどっちだろうね。

南　どっちも同じ泥なんだけどね（笑）。

丁　悪い所を取っちゃえばいいっていうのと違って、漢方では、病気を体のシステムの乱れと考えます。体のシステムは同じように見えて、一人ひとり違うんですよ。「同病異治」「異病同治」といって、同じ病名でも、患者さんの体質によって治療法が全然違う。漢方と西洋医学はまったく別物なんですね。

寺の生活

南　大学生活はどんなふうだったんですか。

丁　とにかく親から離れたくてね。家を出ようって決めたのはいいんだけど、どこかに下宿しなきゃいけない。やっぱりお金がなくてね。奨学金はもらうけど、それだけで生活できません。下宿代を抑えなきゃって、まず最初に、ただで暮らせるところを探したわけです。

南　ただで？

丁　いろいろ考えてね、「お寺に聞いてみたらいいんじゃないか」って考えた。

南　何時代の話ですか（笑）、寺に目をつけた。

丁　うん。寺に下宿すればいいじゃん。そう思ったんです。大学近辺の寺を全部回ってみた。そうしたら、大きくて、格式の高そうな、いい感じの寺が一軒あったの。住職に取り次いでもらってね、「すみません。近くの大学の学生ですが、お金はそんな払えないと思うけども、長逗留させてもらえませんか」って頼んだわけ。そうしたら、住職が寺の記録をめくりはじめてね、「大正時代に一人、下宿人を置いた記録がある」ということがわかった。先々代の住職がそういうことをしていたわけです。

南　前例があった。

丁　みつかった。そうすると、私もやっていいということになった。そのかわり条件があってね、寺の本堂には真鍮の燭台とか、金目のものがたくさんあって、それを狙う泥棒が入ってくるっていうんです。だから、本堂に寝泊まりをする。本堂の奥、納骨堂の脇の部屋が空いてるから、そこで寝泊まりをするならいいと。ただし火は一切使っちゃダメ、火事が一番怖い。冬でも使わない。その条件を満たすのだったら、あんた、居てもいいという話。

南　すごいよね。やっぱり。そういう発想はまずしないね。下宿探すのに。しかも寺をみんな回って、そういう所を見つけちゃう。「寺」ってそもそも、そんなふうに頭が回らないですよ。

丁　うちを出なきゃいけないっていうのがあったから。

南　いや、そうなんだけど（笑）。

丁　住職さんが人格者でね。東大のインド哲学を出た人なんだけど、戦時中は中国に二等兵で出征していたっていうんです。いろいろ聞こうとしたけど、戦争中の話は、一度もしてくれなかった。いまわしい記憶があるらしくて、ずっと言わない。聞いちゃまずいんだと思ってね。説法の上手なすばらしい人でね。毎日曜に説法を聞くのが楽しみでした。その人に巡り会えて本当によかったって思います。特に私が漢方の勉強をしているといったら喜んでくれた。和田住職は後に仁和寺の僧正になられた。

南　先生は、本当に、運がいいですね。

丁　それで、朝五時から行が始まるわけ。最初に、「君、五時に起きられるの？」って聞かれてね。「五時前にちゃんと起きてなきゃダメだよ」って。でもそれはおやすい御用。

南　あはは、任しとけ（笑）。

丁　そんなことは毎日やってた。

南　もう楽勝ですよ。

丁　重いもの運んだりしないで、朝、起きるだけ。これほど楽なことはない。

南　あはは。いいなあ。

丁　本当に泥棒が来るんです。

南　来たんだ（笑）。

丁　何人か追い返しましたよ。一生けんめい雨戸をこじ開けようとする、ガタガタやってるのがわかるわけ。棒を握ってそっと近づいていって、エイッって振り下ろす。一目散に逃げていく。何回かやっていたら来なくなりました。最初の一年は何回か来たけど、二年目は来ない。泥棒仲間に広まったんでしょう。

南　あの寺には棒持ってるヤツがいる（笑）。

丁　なのに、二年目にしても、真夜中の本堂でガタガタやっているのがいた。しつこいやつだと思ってね、本堂の奥の部屋から飛び出していったらカップルだった（笑）。「失礼しました」と。お寺ってそういう所なんだって思いました。

南　およびでない。

丁　あとね、納骨堂の壁際に仏像らしきものが無造作に置いてあったんです。私には何だかわからなかった。壊さないよう、触れないよう、避けながら歩いていたんだけど、それがのちに、脱活乾漆像（だっかつかんしつぞう）という非常に珍しい技法でもって作られた、極めて貴重な仏像だということがわかった。

南　脱活乾漆ってたらあの、阿修羅像と同じ。壊してたら大変でしょ。

丁　そうそう。わかったのは最近でね、横浜市の教育委員会が調査したら、関東で初めて、名古屋以北では見つかったことがないっていう、天平時代の貴重な仏像。次の国宝候補といわれてます。どういうわけだか、私の下宿に（笑）。私がいたのは龍華寺っていうお寺で、源頼朝が建立したお寺なんです。源氏だから龍華寺（りゅうげじ）とは読まず、「りゅうげんじ」と読む。地元の慣わしなんですね。その龍華寺に、どこかの寺から、廃仏毀釈（はいぶつきしゃく）かなんかがあった時に持ち込まれたんでしょう。

南　ああ、そうですか。それは後から？

丁　後から知りましたね。そのあと本堂は建て直されたけど、私のいた本堂にはね、徒然草の兼好法師が滞在していたんだって。太田道灌も本堂に泊まっている。徳川家康が江戸入府の時に訪れたお寺としても知られています。頼朝、兼好法師、太田道灌、徳川家康……。

南　丁宗鐵（笑）。

勉強時代

丁　下宿もぴしゃって決まってね、やれやれって思っていたら、今度は、自分が医学を続けられるのかなって不安になってきた。歴史をやりたいっていう第一志望を変えたわけだから。一種の五月病だろうね。大学に入ってすぐ、そんな気持ちでいたら、同じ大学に入っていた高校の女性の先輩が「丁さん、あなたまだ、サークルを決めてないんでしょう？」って、勧誘に来たんです。「東洋医学研究会というサークルをやってるんだけど、新入生が誰も来ない。あんた入りなさい。後輩なんだから」「まさかそれ、漢方じゃないでしょうね」そう聞いたら、「そうだ」って。漢方っていうのは、医学と歴史が結びついているし、植物も得意だ。「これなら俺、できる」って思った。

南　漢方は人気なかった？

丁　当時は漢方をやっても食えないからね。漢方をやる学生、誰もいなかったんです。漢方をやっているって知られたら、誰も友達になってもらえない。隠れ切支丹みたいなもの。大学の医学部はそんな感じでした。日本の医療制度は西洋医学に一本化されてるから、漢方を勉強しなくたって医者になれる。西洋医学を修めれば卒業できる。漢方っていうのは、医学部の学生が勉強しちゃいけない流儀だったんです。

南　それ、また、いいですね。秘密にするからやりたくなる。

丁　ますます勉強する（笑）。そのサークルをきっかけにね、石原明先生という漢方の大家が大学にいるのをたまたま知って、私、鞄持ちみたいにして師事するんです。当時、そういう専門の先生がいる大学は、私の通う横浜市立大学と、千葉大学の二つしかなかった。偶然そういう学校に入っていたんですね。趣味として始めた漢方だけど、結局、石原先生の下で六年間、みっちり勉強したわけです。

南　漢方もやるから忙しいですね。

丁　教養課程が二年間、専門課程が四年間、それだけでも、本当に勉強づけです。でも私としては、大学生になって、ようやく朝から晩まで好きなだけ勉強していいっていう環境になった。こんな楽しいことはない。何でみんなやらないのかって。どうしてみんな、麻雀とか、女遊びとかするのって（笑）。

南　だから恵まれてたんですよ先生は。「勉強するな」っていうのが（笑）。

丁　反動ですね。好きなだけ勉強していいって、ものすごいいい条件。

南　最高じゃないの。なかなかね、そういうふうにはなりませんよ。

丁　だんだん学校の授業の勉強だけじゃ物足りなくなって、いろんな大学の研究室に遊びに行って手伝いをしたり、縁が広がって、国立がんセンターや、東大病院に出入りしたり、漢方のつながりが大きかった。いろんな楽しいことがあるわけ。やっと家から解放されて、私、大学に入ってから初めて「丁」という名前を使うんです。自分自身が解放された感じね。やっぱり日本名を使って世間に隠し事があると肩肘張ってたんだね。

南　そうだよね。それはそうなるよね。それでますます漢方に……。

丁　ある時ね、漢方薬の薬理作用、どういう仕組みで効くのかが知りたくなって、大学の薬理学教室の研究室で実験させてもらったんです。それがあまりに面白いから、「漢方の薬理の実験やってみろよ」って後輩たちに勧めたわけ。そうしたら、不人気だった漢方のサークルに、どんどん学生が入りはじめた。西洋医学と漢方では、薬の考え方がぜんぜん違うから、普通の西洋医学だけやっている学生には新鮮だったんだろうね。

南　サークルの先輩、喜んじゃうじゃないですか。

丁　当時、漢方がいかにマイナーかという話だね。

南　お医者さんの勉強のほうは？

丁　大学院に行く時、自分には解剖が向いているなって思ったんです。解剖なら一生やれそうだって。そんな話をしてたら、友だちの一人が「俺も解剖に行きたい」って言う。「そんなに行きたいなら、じゃ、君に譲るよ」って、私は薬理の大学院に入ったんです。どっちに進んでも「すぐに医者にはならない」っていう選択なんだけどね。

南　どうして譲っちゃったんです？

丁　大学院って、「学部学生時代に世話になった先生に御礼奉公をする」っていうしきたりみたいなものがあってね。じつは私、さっきの石原先生の紹介で、大塚恭男先生という、漢方の大家の先生にも世話になって、その大塚先生の師匠が、横浜市大で薬理の伊藤宏教授なんですね。その先生の薬理学教室には、私だけじゃなくて、サークルの後輩もさんざん出入りして実験とかしてたわけ。もう、こんなに世話になっているんだから、誰かが御礼奉公に薬理の大学院に行かなきゃまずいよね、っていう話になっていたところだった。

南　はい。

丁　私がそこの大学院生になれば、後輩の面倒も見られるし一石二鳥だって。それで、薬理の教室に入ったんです。ものすごく理解のある先生方でとても居心地がいい。「君は薬理でもってその博士号を取ったら、臨床に戻るのか。それとも一生薬理をやるのか」って聞かれた時、若気の至りでね、「一生、薬理をやってもいいです」って答えたの。そうしたら、「一生、薬理をやるなら、最初の二年間は臨床をやっておきなさい」って。

南　ああ。逆にね。

丁　臨床を二年やって、そのあとゆっくり薬理をやればいい。現場の薬の使い方を勉強して、それから薬の研究をすればいいっていうことになって、二年間、主として外科系で臨床をやって、それから薬の研究に入ったわけです。それで、薬の研究を続けようと思ったら、その教授が亡くなってしまった。

南　えーッ、お幾つぐらいですか。

丁　五十五だった。

南　若いですね。

丁　若い。あと十年はできたはずなんだ。途中で亡くなっちゃって、私は放っぽり出されちゃった。

鍼の学生

南　次々色んなことになって、じゃ、教授が亡くなってから……。

丁　勉強と研究もみてもらえなくなるし、雰囲気も変わっちゃって、そこで今度は、国立がんセンターに行ってがんと免疫の勉強をしようと思ったんです。

南　ああ、大学生の時も行ってた。

丁　顔はつながってたからね。

南　顔が……？

丁　がんセンターに見学に行ったことがあるんですよ。「がんセンターに見学に行く機会があるぞ」って大学の先生が言うからね、「ああ、是非とも行きたいです」って。じつはその日、がんセンターの大掃除だったんです。人手が足りないわけ。「誰でもいいから連れてこい」って先生が言われたそうで。

南　アハハ。

丁　確か十二月ぐらいだったけど、みんなもう、手拭い巻いて、ハタキを持ってね。私も頑張って手伝っていたら、そこに足を引きずって、辛そうに歩いてくる先生がいたんです。「どうしたんですか」って聞くと、「ヘルニアになったらしくて腰が痛くて歩けない」って。私は鍼灸の鍼を持ち歩いてるから、「腰が痛いぐらいなら、鍼で治してあげますよ」って言ったわけ。

南　えっ？　持ち歩いてるんですか、鍼。

丁　当時漢方やる学生は持ち歩いたんですよ。

南　そうなんだ。

丁　そうしたら、その先生、「バカ言え、そんな非科学的なもの、効くわけねえじゃないか」ってムキになるんです。「俺の弟は整形外科医で、腰を診てもらってるけど、痛くて治らない」って言うのに打たせない。「騙されたと思って一本だけ鍼を打たせてください」

って食い下がって、やっと一本、足の先のツボに打ってあげた。そうしたら、「不思議だ」と。足の先に打ってるのに、腰がくすぐられている感じがすると。「もうちょっと打て」と言われて、もうちょっと、打ってあげた。そうしたら、痛みが取れたっていうんです。その場で取れた。

それが西岡久寿弥先生っていう、偉い先生だったの。「君は面白い学生だな」って。その時はそれで別れたんです。しばらくして行ったら、「おっ、あの時の」。

南　あはは。まるで浪曲ですね（笑）。

丁　「おう、鍼の学生だな」って、覚えていてくれた。「いろいろ事情があって、大学院で研究ができなくなってしまいました。ここに置いてもらえませんか」って頼んでみたんです。そうしたら、「じつはあれから一度も腰が痛くない。だけど、あれだけひどい腰痛だから、いつ何時再発するかもわからない。君、ここで研究をやりなさい。研究するには予算が要るけど、俺が都合する。そのかわり、腰痛が再発したら鍼打ってくれ」。

南　無茶苦茶とんとん拍子じゃないすかあ（笑）。

丁　そうそう。巡り合わせですね。それから二年ちょっと、がんセンターで免疫の研究をして、英語の論文もたくさん書いた。お金についても、先生に助けてもらうだけじゃ「さすがにダメだろう」って、上司の岡田秀親(ひでちか)先生と自分でアメリカ国立衛生研究所（ＮＩＨ）に申請して、研究費を取ることに成功していたんです。このまま私は、漢方を卒業して、最先端のがんの研究でやっていこうって思っていた。そうしたら、その先生が転勤になっちゃった。

南　論文もあるし、お金もあるから大丈夫ですよね。ふつう。

丁　私もね、自分の業績だったらたぶんがんセンターに残れるかなと思ったの。残るつもりでいたわけ。その時初めてね、その次の先生に、「君は韓国人だからむずかしい」って面と向かって言われたんです。「ここは日本で最高のがん研究所だ。誰もが来たがってる場所だから、競争がはげしい」そう宣告されちゃった。

南　それ、すごいね。

丁　フォーマルな席では、「日韓友好」とかね、「アジアという大きな視点に立って」とか、「いま世界のために何ができるか」なんて言っている先生だったけど、二人の時にそういうことを言われてね。「ああ、こういう先生もいるんだな」って思って。それで、いろんな人に相談をしたら、「あなた、北里研究所の合田朗（あきら）先生のところに行きなさいよ。国籍とかそういうの、言わない人だから」ということなんです。自分の研究費を持っているのはいいんだけど、研究する場所がなくなると困るわけ。合田先生が間に入ってくれたので、北里研究所から「研究費があるならいいよ」って。「自分の研究費から自分の給料を出すんだったら」と。「そのかわり二〇パーセントを研究所に収めてね」って（笑）。

南　北里研究所、金がなかったね。

丁　立場としては、正式な研究員ではなくて、嘱託の研究員。「研究費がなくなったらいつでも辞めてもらうからね」って。

南　それ、フリーター（笑）。

第二章　日本の抗体

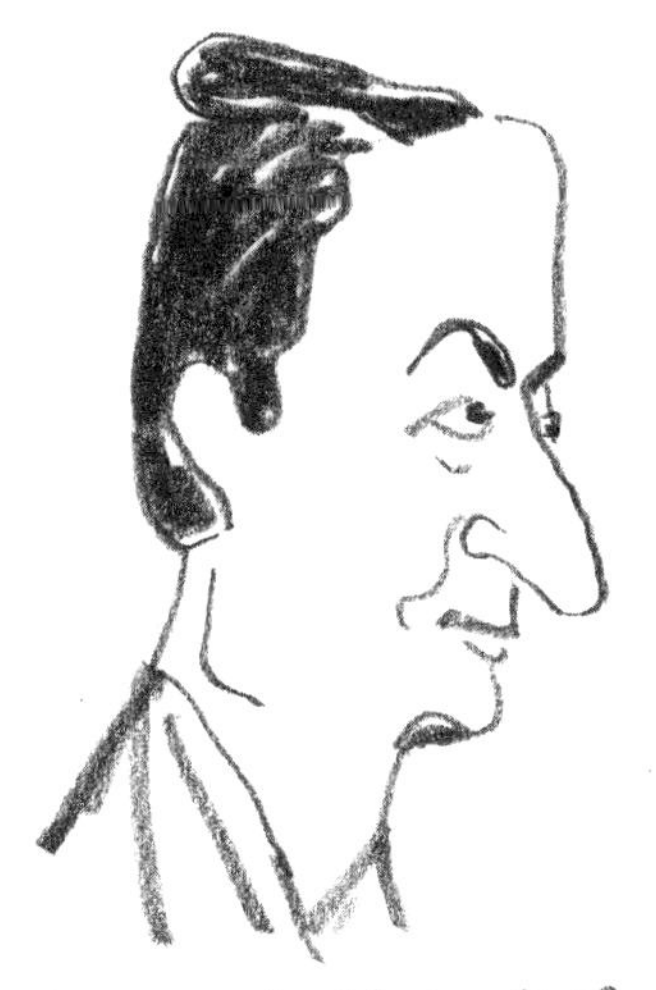

モドッチ変装姿の肖像

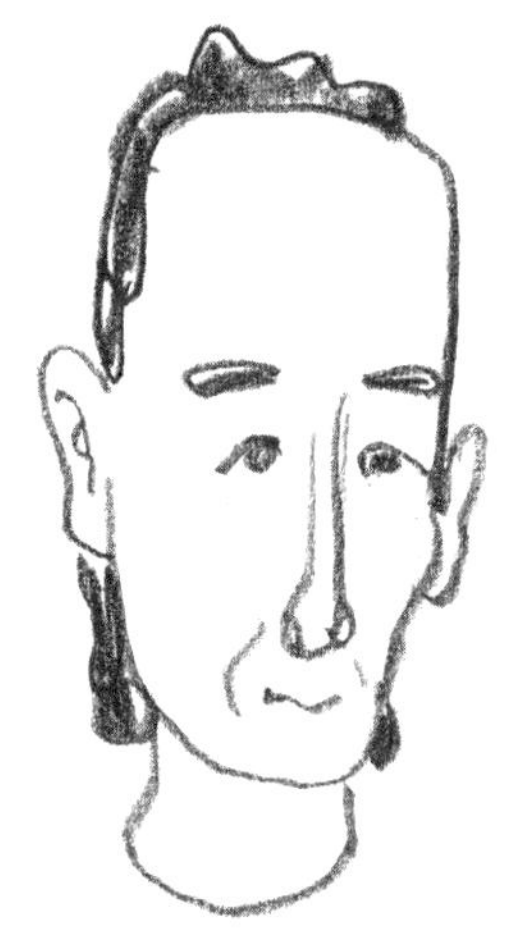

復顔したモドッチ

発掘少年

南　先生が、歴史に興味を持ったきっかけってなんですか。

丁　一番大きいのはね、私、発掘少年だったんです。杉並に住んでいて、よく発掘があったんです。善福寺川沿いの丘の上にね、松ノ木遺跡っていう集落跡があって、縄文遺跡と弥生遺跡が重なっていて、非常に面白いところ。昔は大らかで私みたいな子どもが現場に行くと、大人がね、「手伝っていいんだよ」って。子どもも現場で発掘に参加できる。

南　なんか見つけました?

丁　よく覚えてないけど、いろんな形の土器や石器がじゃんじゃん出てきてね。見つけるたびに、「こんなのが出てきました」って、大人に見せるの。するとね、作業中の教育委員会のおじちゃんが「ああ、それ要らないから。ボク、持っていいよ」とかね、「これはちょうだいね」とか、鑑定してくれる。熊手とシャベルでね、どんどん発掘しましたよ。ミカン箱何箱も持って帰ったね。縄文土器。

南　あはは。

丁　がらくたみたいのは、みんな手伝った子どもにあげちゃう。変わった形の石器を持って行くと、すごい変わってるやつは取り上げられちゃうけど、よく出てくるのは、あ、これはもういいよって。

南　「いっぱいあるやつ」だね（笑）。

丁　いっぱいあるやつ（笑）。そんなことやってたの。のんびりした時代だね。どんどん出てくるから、置き場所がなかったんだろうね。

南　でしょうね。そんなに全部、取っといたら大変なことになっちゃう。今だって、掘らないようにしてるところがあるでしょ。いったん掘ると、その土地、しばらくは掘る専門にしなきゃいけないから。

丁　あれ、土地を持っている人が悲惨だからね。大変です。かかる費用は開発担当者、当事者のお金だから。工期も変わるし大変だよね。

南　十地を持っちゃった人の責任になる。

丁　そうそう。マンションを建てるっていったら、建てる業者が負担するわけ。だからみんな、なるべく「なかったこと」にしたい。最近、遺跡の発掘の頻度がすごく減ってるんです。そういう、個々に費用負担をさせる制度は、いい制度じゃないね。

南　ちゃんと国が出せばいいじゃんね。

丁　でも、出たら出たで、やっぱり、大変なことになっちゃう。

南　ははは。

丁　今は公共の開発でしか発掘しないでしょう。民間は、なかなかやらないですね。だけど数年前、文京区でジョバンニ・バチスタ・シドッチっていう、イタリア人神父の骨が出てきたでしょ。江戸時代、キリシタン禁制下の日本に上陸した「最後の宣教者」と言われる人で、小日向の切支丹屋敷に収容されていた。シドッチの尋問をした新井白石が聞き取りをもとに書いた『西洋紀聞』は、明治時代まで、日本人にとっての重要な西洋世界の参考書になりました。その、シドッチが収容されていた切支丹屋敷があった一帯、切支丹坂という坂の一角に、大きなマンションが建つことになって、そこで発掘調査をしたら、大柄な骨が出てきた。その骨をＤＮＡ鑑定したわけ。そうしたら、日本人じゃない、イタリアのトスカーナ地方のＤＮＡが出てきた。

南　じゃあ、もう特定できた。

丁　そうそう。それが史実におけるシドッチの埋葬場所と一致したわけです。切支丹屋敷は「山屋敷」って呼ばれていてね、「山屋敷裏門脇に埋めた」という文献も残っていて。大きさも、ＤＮＡも、間違いなくシドッチということなんですね。さらには、頭蓋骨もしっかり出てきた。シドッチの顔も再現できたわけです。そのマンションの業者は立派です。表彰をするべきですよ。

南　先生、それ、ウチの近所かも。

丁　ええっ？　南さんちの近くですよ。

南　ぜんぜん知らなかった。聞いてないよ（笑）。

近所の歴史

丁　シドッチは四十七で亡くなった。かわいそうにね。南さんちの近所には、切支丹遺跡がいっぱい出るからね。

南　どういうとこだったんですか。ウチの辺りは？

丁　うん。だから、いろんな仮説があるんだ。いいの？　こんな話？

南　お願いします。

丁　「護国寺」、これがカギなんです。護国寺っていうのは、護国寺になる前は何だったか知ってます？

南　知らない。

丁　北の御薬園という、幕府の薬園でした。江戸幕府は厚生行政に力を入れていたのです。医療は平和の礎です。そのために薬草園を整備したのでした。北と南の二つの薬草園をつくって競わせたのです。

南　待ってください。今もちょっとそういうような要素が残っていたりしませんか。

丁　残っていますよ。

南　クスリだ……。

丁　そう。薬を植えていた。だから、護国寺に薬師堂があるんです。

その薬園になる前はね、高田御殿といった。高田御殿というのは、「高田馬場」の語源ですね。徳川家康第六男・松平忠輝、越後高田藩城主の江戸下屋敷があった場所だから、高田御殿といったんです。忠輝っていうのは、徳川を名乗らせてもらえない、母親の位が低かったからとも、大坂冬の陣でしくじったからとも言われてるけど、父親（家康）と不仲な子どもだったわけ。伊達政宗の長女五郎八（いろは）姫を正室に迎え、高田城の普請は伊達政宗。ポルトガル語もできたっていう。切支丹の噂もあった。顔がアグリーだったたっていう説もあるけど、変わった人だったらしい。

その高田の屋敷のあったところが、江戸初期の一六四〇年、薬草園になった。その責任者が山下芳寿軒宗琢（そうたく）です。

一六四六年、その山下宗琢が隠れ切支丹であることが発覚して、切支丹屋敷で処刑された。山下宗琢は江戸の切支丹の頭目のような人物だったから、文京区のあの辺りは隠れ切支丹の郷（さと）っていうこともできるんです。

切支丹屋敷ができたから、処刑された山下を慕い信者が集まってきたのか。山下の手がけた薬園があるから集まってきたのか。どちらが先かわからないけれど、そういう謂われがあるわけです。薬園はその後、桂昌院っていうね、徳川綱吉のお母さんが、そこを今度はお寺にする。はじめは高田の御殿、薬草園、その次が護国寺になった。三つに変わってるわけです。五郎八姫も、山下芳寿軒宗琢も、桂昌院も京都生まれの京都育ち。だからあの辺りは、京都に縁のある音羽、青柳といった地名なんですね。

南　そんな歴史が。

丁　そこに弦巻川（つるまきがわ）っていう川が流れてたの。池袋の湧き水から流れてくる川だったんだけど、今のＪＲ池袋駅西口広場、芸術劇場のある場所に、湧き水からできた巾着袋の形をした池があったんです。

南　それで池袋？

丁　それで、池袋。そこから弦巻川が、雑司が谷、護国寺の脇を通って、神田川に流れ込んでいた。川縁に楮（こうぞ）が植わっている。コウゾが生えていたんですね。コウゾは和紙の原料になるから、周辺に紙漉小屋ができて、その紙をもとにして印刷業ができて、それで今の講談社とか、光文社などの出版社がある。

南　へえ〜、そうですか。

丁　つながるわけです。私の説ではね。おまけに、そのコウゾは、ただ植わってたんじゃない。コウゾの実っていうのは、漢方なんです。強壮薬、消化器系の薬としても使われる。効用的にはクワの実とコウゾは非常によく似ていますね。その薬草園に植えられたコウゾの実が、弦巻川に落ちて流れていって。今日の出版業界の礎になったんじゃないか。これが私の説。

南　テイ説ですね（笑）。

丁　そう。丁説。コウゾが自生するわけがないからね。それが、今につながってるんじゃないかなと。

南　護国寺。池袋。うちの近所。

切支丹弾圧

丁　こういう話はきりがないね。

南　こんなふうに融合するんだね。

丁　話を続けるとね、山下芳寿軒宗琢っていう人は、切支丹ということがばれちゃって、子どもと一緒に殺されるわけです。処刑された一六四六年は、切支丹屋敷ができた年でもあるから、切支丹屋敷で殺された第一号かもわからないし、別の説では、自殺したっていう説もある。でも切支丹は一応、自殺は禁止なので、やっぱり自殺説は怪しいんじゃないかな。

南　切支丹屋敷っていうのは、処刑したりする……。

丁　ようするに監獄ですよ。

南　ああ、お屋敷じゃなく。

丁　名前は屋敷だけど刑務所。四角い口の字の格好をしてね、切支丹を収容して、訊問して、最後、処刑するところ。そういう場所。文京区小石川、小日向のほとんどは、切支丹屋敷だった。小日向の深光寺(しんこうじ)にね、切支丹灯籠があったりしますよ。この前、奥さんに話したんだけどね。

南　そうでした。

丁　行ってないでしょ、まだ。

南　ぶらぶら歩いたことはある。あの辺り、すごく交通の便、悪いんですよ。お屋敷町だけど、あそこに入っちゃうとタクシーも、迷ったりする。

丁　七十坪ですよ。ほとんど切支丹屋敷。巨大監獄。

南　昔ってなんか、むやみに敷地が広いですね。

丁　あの辺りは、筑後守井上政重の屋敷跡なんです。島原の乱を鎮圧して有名な人。幕府はずっと、切支丹の乱に手を焼いていたんですね。この井上政重自身、元切支丹と言われています。だから訊問が上手かった。転向の名人。ポルトガル人パードレ（司祭）、クリストヴァン・フェレイラを転向させた男です。これも手柄でした。フェレイラは、遠藤周作の小説『沈黙』のモデルですね。

南　切支丹になった人たちっていうのは、日本人として異国の信仰を持とうとして信者になったわけだけど、その、布教に来たポルトガル……。

丁　ポルトガルとイタリア。あと、スペインだね。

南　そういう人は、必ずしもみんな、いい人ばっかりじゃないわけですよね。つまり、その切支丹弾圧とかっていうふうになると、すぐ、切支丹はいい人で、弾圧した側は極悪非道みたいな図になっちゃうじゃないですか。

丁　そうそう。今はそういうふうになってるけど、じつは、そうでもない面があるわけです。あんまりね、その種の本には書いてないんだけども、公平に扱うとね、日本に上陸した宣教師たちは、とくにカソリックだったから、相手に対して寛容でなかったんです。つまり、仏教や神道に対して不寛容で、お寺や神社を破壊しているわけです。寺の本尊に火をつけたり、信者に破壊させたり、そういうことをやるから、九州へ行くとわかるように、どの町へ行っても大きなお寺がない。小さな寺はあるけど、古い格式のある大きな寺がない。あの切支丹時代に破壊されちゃったわけ。破却されちゃったんですね。そういう点では、問題行動があったの。

南 前に、先生の話で面白かったのは、フランスの宣教師がアメリカに渡った時、高麗人参に似てるのがあちこちにいっぱい生えていて、「インディアンが薬にしている」ってんで高麗人参は高価な薬だから、本国に送って調べてもらう。で同じ物だってわかった。そうなったらもう血眼になっちゃって、キリスト教どころじゃなくなっちゃったって話、最高におかしかった。そもそも外へ出かけていくっていうのは、宣教だけじゃなくて、稼ぎを増やしに行く、植民地にするとかね、そういう本音もあったんじゃないの。

丁 その点ではね、日本に最初に来たイエズス会は、純粋に布教だったんです。ところが、イエズス会が日本で大成功して、しかもフランシスコ・ザビエルが聖人に列せられると、カソリックの他宗派が黙っていなかった。フランシスコ会、ベネディクト会、他の会派がどんどん日本に来たわけです。先行するイエズス会、フランシスコ会、ベネディクト会、あと、何だったかな、なんかもう一個ぐらい会派が来て、これがもう、おたがいに仲が悪い。共同して布教すりゃあいいものをね、宗派争いを始めて、これが切支丹弾圧の口火を切ってしまったんじゃないかっていう説もあります。

南　そんなにいろんなのに来られても、コマルよねコッチも。

丁　でもカソリック弾圧に関してはその後に来たプロテスタントのイギリス人とオランダ人が決定的な役割を果たします。

隠れ切支丹

丁　同じような混乱は、古代の日本にも起きていたんだと思いますよ。大陸から、百済系、新羅系、高句麗系、渤海国からも来ているしね。それぞれが日本に、領分っていうか、入植地を持っていたわけです。

南　で、お互いに仲が悪い。

丁　そうだろうね。こういうのも、日本の古代史を解くカギなんじゃないかと思います。それから、もう一つ思うのは、隠れ切支丹の生き方っていうのは、何となく私はわかるわけです。かつて日本に来た、在日韓国人の一世はもうほとんどいなくなって、二世もいなくなってきている。三世、四世の時代になってきて、そうするとだんだん日本化していきますね。日本化していくというのは、その切支丹も最初は弾圧されて、先鋭的な人は殉教者として、殺されていくけれど、ほとんどの人は殉教や一家全員殺されるのは嫌だから、隠れるわけです。で、ごまかすわけですね。二世、三世はごまかしの世代。四世になれば、ごまかしてるのか、同化したのか、どちらかわからなくなる。本人たちの自覚がなくなってきます。その歩み方が、在日韓国人、朝鮮人のね、生き様を暗示してるような気がしてならないわけですね。

南 もともと、俺は日本人だって思ってる人たちも、ずっとさかのぼっていけば、ごまかしたまんま、わからなくなっちゃった人たちでもあるわけですね。

丁 「うちはずっと神道だ」と言ってる人も、たどっていけば、じつはキリスト教だったり。そういうことは本当に出てくるし、そんな歴史を繰り返してるんじゃないかな。シチュエーションは違うけれど、歴史的には、同じパターンで来てるんじゃないかって思います。

南 先生が子どもの頃に、古代史を、あるいは歴史に興味を持ってその勉強をするっていうことが、大きく自分の立場を見るっていうようなね、そういうものだって、何となくこう、感じてたっていう。ちょっと離れたところから俯瞰して見てみれば、今、自分たちが考えている、こうだと思い込んでいるものと違うものが見えてくるんだっていうのが、すごく面白いことですよね。

丁 さっきの護国寺周辺の話に戻るとね、文京区から新宿区、豊島区にかけて、切支丹灯籠みたいなのがすごく多いんですよ。

南 どうして江戸なんですかね。それも文京区（笑）。

丁 逃げてきたの。切支丹っていうのは、そういう信仰する人っていうのは、新しもの好きの人だから。当時の江戸はできたばっかりの新興都市だからね、そこに新しい夢を見て集まってきたんだと思う。氏素性がわからない者もみんな、江戸に来れば商売もできるし、住居も見つかるわけ。隠れやすかったんじゃないですかね。だから、江戸になって不思議ないろんな現象が起こるわけです。宗教関係ではね、講が盛んになった。

南 講義の「講」。

丁 そうそう。伊勢講、念仏講、富士講、いろいろあるけど、庚申講っていうのが、なんか怪しくてね。この中に隠れ切支丹が紛れ込んでいたんじゃないかって私は思うんです。

庚申講というのは、六十日に一度、庚申の日の夜に人の体に棲む三尸(さんし)という虫が天の神様に人の罪状を告げに行くので、その夜は体から虫が出ていかないよう、みんなで集まって夜通し見張っていようっていう、いわば徹夜の集会です。道教が起源の信仰だけど、これが隠れ切支丹の、いい口実になるわけですよ。みんなで夜通し集まってね、お祈りを捧げて。「江戸の庚申講を始めたのは隠れ切支丹」っていう説もありますよ。キリスト信者が、庚申信仰を装ってね。何度も講が行われた場所には庚申塚・庚申塔が残っていて、石碑には「見ざる、言わざる、聞かざる」の三猿が彫ってある。「見ざる、言わざる、聞かざる」って、隠れ切支丹の掟でもある。そうしてね、その庚申塚・庚申塔の近くには、切支丹灯籠くさいものがある。または、十字が刻まれた石がどこかに置いてあるとか。文京区には今でもあちこちにある。ふとしたところの、街角にある。みんな気がつかない。あまりにもありふれていてね。そこが面白いわけ。

南　面白いですね。

丁　日本における異邦人の行く末みたいなものです。キリスト教が日本の文化の中にとけ込んでしまった。それは、明治維新の時代、外国と交わる時の、いろんな意味で潤滑剤に非常になっていたんじゃないかって思います。日本に隠れ切支丹の伝統があったことは、大きい意味があったと思いますね。外から来た異なるもの。それが歴史の中で必ず生きてくるというのが、私の考え方。

南　韓国なんかはもう、キリスト教がものすごく広まって、むしろ儒教文化というよりもキリスト教のほうが優勢なんじゃないですか？

丁　かつて朝鮮半島にもキリスト教は伝わったけれど、日本ほど広まらなかったから、反動が来てる。日本は隠れ切支丹でもって一応、キリスト教っていうやつを、反芻して自分の中に取り込んじゃった。だから爆発的に広まるってこともない。

南　人間の体も異物が入ってこないと、抵抗力がなくなるね。

丁　隠れ切支丹が一種の抗体になったんだよね。抗体を持っていないと、アレルギーになる。あるいは全面的に取り入れちゃう。日本はやっぱり一度、それを飲み込んで、消化しちゃっている。無意識に、日本のものにしてしまった。もっと昔にも、仏教と神道の論争があって、それも消化しちゃってね。その伝統の中に、キリスト教も入れちゃったわけですよ。

西洋医学もそうです。本格的に日本に西洋医学が入る前に、漢方医の前野良沢（りょうたく）、杉田玄白らにより、主に漢方用語を利用しながら翻訳されたので抗体ができ、大きな混乱もなくスムーズに導入できたのです。

南　明治になって、日本はいわゆる近代国家、ヨーロッパ並みの、ヨーロッパみたいな国になろうって、国家神道みたいなのを考え出したりすると、なんか無理が出てきたりしたわけですね。廃仏毀釈とか、ああいうことも起きて。そのずうっと昔に仏教が入ってきた時にも同じようなことやってたんでしょうね。そうして違うものを吸収していくっていう。

丁　違いっていうのは、例えば日本人と韓国人っていうのはDNAがほとんど同じで、双子の兄弟みたいなもの。だけど「双子でも生育環境によってずいぶん違う」という研究もありますよ。生育環境の違い、文化の違いで、人間がこれだけ変わるんだっていう一つの事例になるから、面白いと思うね。近代の国民国家は、誕生から百年しか経っていないし、民族っていうのも、さかのぼれば出自なんて曖昧です。それだけで人間というものを説明しようとしても無理だよね。

第四章 漢方医の心

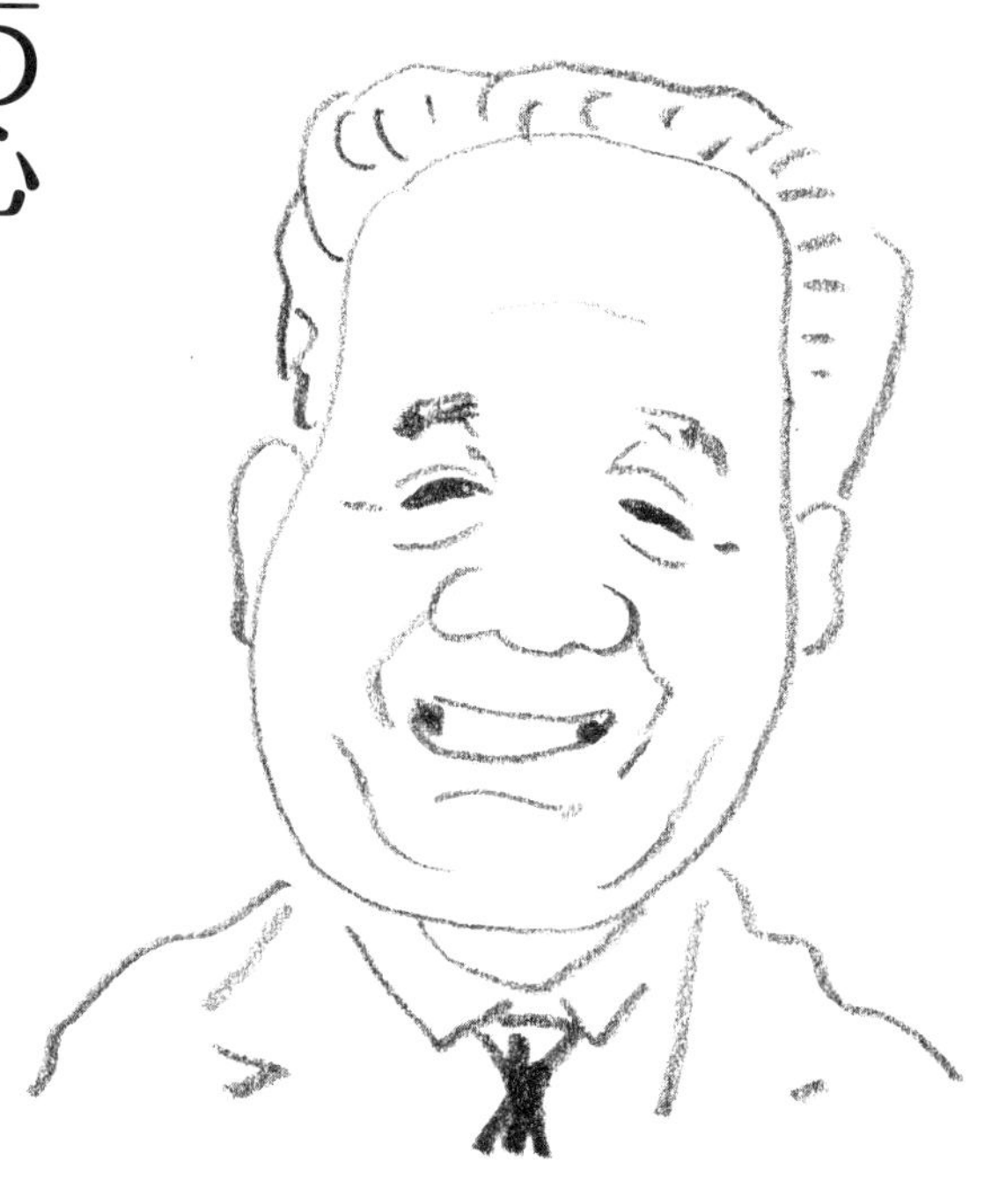

大塚恭男先生

漢方に還る

南　ところで、先生はその、日本で一番ってところのはしごを外されて、それで、どうしたんでしたっけ？

丁　北里研究所っていうところから、「研究費があるなら来ていいよ」って言われたの。

南　ああそうだ、給料も自分でねっていう（笑）。

丁　研究できないよりいいだろうって北里研究所に行きました。すると、一年もしないうちに「北里研究所附属東洋医学研究所」という、日本で最初の漢方の総合的研究所が、北里研究所の中に創設されることになった。

南　それは気になりますね。

丁　だけど私は、がん研究の予算をもらっているから、続きをやらなきゃいけない。粛々と進めてね。研究のセットアップが終わるか終わらない頃、新しい東洋医学研究所にかつて漢方の勉強でお世話になった大先輩方が大勢入ってきていたんです。それで、会議をやっている。何の会議かっていうと、漢方と針灸の大家はみんな集まったんだけど、若手が誰もいない、困った、若手をどうやって集めようか、集める方法がわからない。「困った、困った」って言いながら会議を終えて、構内の道にぞろっと出てきたところに、たまたま私が出くわした。

南　あははは。

丁　もう、みんなよく知っているわけです。医学生時代からお世話になった先生方が、浮かない顔でゾロゾロ歩いている。で、私を見た途端、パッって電気が灯ったみたいな顔になってね。「丁くんだ」ってみんな言うわけ。

「丁くん、何をやってるの、こんなところで」

「いや、私、今、ちょっとここでお世話になって研究をやってます。ＮＩＨの研究費もらって、ここでがんの研究をやってるんです」

するとね、「何、バカ言ってんだ。がんをやっているやつなんて、掃いて捨てるほどいるだろう。若手で漢方がわかっていて、臨床がわかっていて、研究もできるって、それがいなくて困ってるんだ。今ちょうど、それをどうやったら探せるか、会議をやっていたところだ。それが丁くん。君だよ、君」って。「ええっ？　私？」

南　いいなあ。

丁　今まで国籍がダメだとか、そんなことを言われてたんだけど、求められてるんだと。逃れるようにして流れ着いたところで、かつての大先生方にお会いして、これは運命だと思った。「はい。私は漢方に行きます」って言いました。それで、大塚恭男先生という、非常にお世話になった先生の下につくことになった。こうして、急きょ私はがんの研究から漢方の世界に戻ることになったんです。

南　これはもう、巡り合わせだね。

丁　巡り合わせです。私は一生、漢方をやろうって。だから、在日であるとか、サークルに入ったこと、植物が好きだったこと、歴史が好きだったこと、がんセンターで鍼を打ったこと。人生においては、いろいろ複雑に絡み合ってるけれど、どれも、何ひとつ切り離せないわけです。

南　全部ないとダメだったんですよ。今日があるのは、小学校の校庭に家建っちゃったからですよ（笑）。

迷いを断つ

南　その先生方とは、大学の時、どんなふうなおつきあいを？

丁　当時はね、学生で漢方をやる人がほとんどいなかったから、いつでもウエルカムでした。勉強は教えてくれる。泊まっていけって言って、ただ飯も食わしてくれる。とにかく、すごい優遇されたんです。昔はそのぐらい、漢方をやる人がいなかった。あまりにいなかったんで、漢方が途絶えそうになっていた。だから、向こうも必死。「ほんとに君、卒業しても漢方を続けてくれるの？　ほんとかな？」なんて言いながら、ノウハウを教えてくれるわけ。惜しげもなく教えてくれる。そういう時代でしたね。

南　へえー。

丁　それなのに私は、大学院の途中で教授が亡くなって、その時にはもう博士論文が完成していたから、自由にできるって、漢方をやらないで、がんセンターに行って。

南　ははは。

丁　だけど、困ったことが起きた。東洋医学総合研究所のほうにトレードされて、しばらくしたらアメリカから手紙が来たの。何の手紙かなと思ったら、アメリカのがんの研究所からの招待状だった。がんセンターの時に書いた研究論文がよかったので、アメリカに来てくれっていうわけですよ。給料は出す。渡航費も出すからって。

南　えっ？　すごくいい話じゃないですか。でも。そうか（笑）。

丁　私、漢方のほうに戻ると決めちゃったから、お断りの手紙を丁寧に書いて出したんです。そうしたらまた手紙が来たの。「失礼しました。給料を上げます」。また断りの手紙を書いて出したら、給料がまた上がった。何回かやっていたら、すごい上がった。

南　すごい上がった。すごい、いい話じゃないですか。

丁　友達に言われたの。「こんなにもらえるやつ、いないんだから、行け」。

南　行けばいいじゃん（笑）。

丁　大塚先生も、「こんなに給料もらえるんなら、休職でもいいから、とにかく行ってこい。そのかわり、二年で必ず帰ってこい」。

南　断らなかったら。

丁　すごい低かった。

南　全部、うまいほうにいく（笑）。

丁　ところがまた困ったことがあって。僕の立場というのが非正規の、嘱託の研究員だったんです。正規じゃないと戻ってこられないかもしれない。それを私の上司になった大塚先生がすごく心配してくれて、私に内緒で事務方と交渉して、私を正式な研究員にしてくれたんですね。それで、アメリカに行ったわけですけど、帰ってからしばらくして、事務の人とある会でたまたま飲んでいたら、「いや、あの時は焦りましたよ。日頃温厚な大塚先生が血相を変えて辞表を出すというんだからね」って言うんです。びっくりしちゃってね。「何の話ですか？」って聞いたら、「えっ！　君、知らないの。大塚先生が、あなたを正式な職員にしなかったら、自分が辞めると言い出したんだ」。

そんな経緯があったことは、私、知らなかったんです。先生は一切そんなことを口にされなかった。事務方としては、そういう規定があったからね、職員数の定員もあるし、韓国籍だから無理と言っていたものを、「そうですか。それなら、私が辞表を出します」って言ってくれたっていう。先生に辞められたら困るからね。だから辞令を出したんだよって。

南　そういう先生がいらっしゃるんですね。

丁　だから、もうこの先生にね、私は一生頭が上がらないし、この先生に仕えます。もう浮気はしないというふうに決めました。先生一途で行きますと。

南　本当にいい人たちに出会ってるんだよね、先生は。

丁　出会わなかったらね、どうなってたかわからない。非常に立派な、徳のある人。自分のことは主張しないし、人を世話しても恩着せがましいことを言わない。先生のお父さんも大塚敬節という有名な漢方医なんだけど、聞いた話でね、まだ学生だった恭男先生が、「お父さん、僕、ドイツ語の辞書は持ってるけど、もっと勉強をしたいので、もう一冊買ってください」って言うんだって。「ええっ、なんで同じ辞書が二冊もいるんだ」っておとうさんは思うけど、まあ、子どもが勉強したいって言うんだからいいだろうって、買ってくれたっていうの。うちの親父だったら、まず買ってくれないだろうね。

南　ははは。

丁　その新しい辞書を、同級生にあげたっていうんです。その友達は、勉強はできるのに、家があまりに貧しくて辞書が買えない。辞書がないからドイツ語が遅れてると。その友達のために、父親にねだってね。小遣いもいらないからって。そうして、その友達っていうのが、後に文部大臣になったんです。その話、先生の葬儀の時に聞いたんですよ。

南　ああ、もうお亡くなりになった。

丁　ずいぶん前にね。その文部大臣が弔辞を読んだんです。「あの時に辞書があったお陰で、今日の有馬があります」。

南　ああ、有馬さん……。なんか、世の中、貧乏だった時のほうが、いい話があるね。

丁　みんな、非常に徳のある先生方だった。誰もが自分のノウハウを惜しげもなく教えてくれたんです。漢方というのは中国から朝鮮半島を経て日本に来た。そういう流れがあるから、みんな、アジアという視点をいつも持ってるんです。私はそれが、漢方の世界に飛び込んで、ほんとうに気持ちがよかった。端から見れば、当時の漢方の先生たちは、風貌がちょっと右翼っぽい。年がら年中羽織袴で、髭を伸ばしてね。ある先生なんか、亡くなる時まで羽織袴でしたから。見かけは右翼っぽいけれども、何人(なにびと)であろうとかまわない、国や民族とか宗教とかね、まったくこだわりがない。ほんものの学問の世界にいるわけです。

南 やっぱり尊敬する気持ちっていうのがありますしね。

丁 尊敬というより、あこがれですね。それをもって、非常に強い関係でした。いまは人間関係が希薄になっているって言われたりしますが、その、あるべき姿っていうのは、変わっていないと思いますね。

漢方と西洋

南　いま漢方のお医者さんってどれくらいいるんです？

丁　漢方の専門医っていうんだけどね。日本では必ず西洋医学の医学部を卒業して、それから漢方を専門とするのは自由、というふうになっているから、専門にやろうとすれば、卒業してから、日本東洋医学会の漢方専門医の資格を取ることになります。資格を持っているのは三千人くらい。専門医になる人の指導をする指導医は四百人弱。それくらいの規模ですかね。東洋医学会の会員は一万人くらいです。

南　それは増えたっていうことですね。

丁　私が漢方を始めた頃、昭和四十一年ぐらいは、「五十人ぐらいじゃないかな」って言う人がいれば、「日本全国では二百人はいるんじゃないの」と言う人もいた。五十人から二百人くらいっていうんだから、絶滅種でしたね。それが今は、日本の医者が三十五万人、そのうち三十万人ぐらいが、漢方薬を処方しているんじゃないでしょうか。

南　へえ。三十万人。やっぱりみんな興味は持っているわけですね。

丁　ほとんどが、患者さんのリクエスト。風邪を引いた時に、「先生、西洋の風邪薬だと副作用を起こしたり胃腸障害が起こるから、漢方薬を出してください」って言うと、漢方薬を処方してくれる。だから、こむら返りしたりするからね、そういう「こむら返りの薬が漢方でいいのがあるっていうじゃないですか」と。すると、調べて、「これだな」っていって、それを処方してる。

南　それも、効くんですね。

丁　そういうのを入れると、医者のほとんどが処方していることになるね。

南　大きい病院でも、わりとそうだって言いますね。

丁　九割ぐらいは出すんじゃないかな。全員の患者に出すんじゃないですよ。適応があると考えられる患者に出すんです。日本では、漢方と西洋が融合しているというか、混ざっている。そのうえ、医者と薬剤師の両方が漢方を使えるしね。海外では、その限りじゃなくて、漢方と西洋が二本立てのところが多いね。

南　外国では混ざってない。

丁　別々のところが多い。韓国では漢方を「韓医」っていいます。かつては「東医」といっていたのを、今では韓国の「韓」って書くんだけど、医師免許が、西洋医と韓医に分かれていて、お互い非常に仲が悪い。ちなみに東医というのは中国からみて東という意味。西洋医だってエキス剤ぐらいは、本当は使えるわけですが、それも使っちゃいけないって、線引きがかなり厳しい。制度ができちゃうと、統合するのはなかなか難しいね。国境みたいなものだからね。国境がない時は、行き来は自由にできた。国境ができちゃうとね、そうはいかないです。

南　先生とお会いした最初の頃、面白かったのが、西洋薬のほとんどは「下品」に分類されるっていう話でした。薬っていうのは、血圧を下げたり、胃腸に効いたり、ようするに、効きがいいのが良い薬って思ってたけど、漢方じゃ、上品、中品、下品、三つのランクに薬を分類してて、西洋薬が、大概最低ランクの下品だっていう。もともと、医学っていうと西洋医学って思ってるわけだから、薬の考え方ひとつとっても、ぜんぜん違う。これが面白かった。

丁　薬理作用の強い、効く薬は副作用があるからね。上品っていうのは、副作用のない薬。作用が弱くても、ずっと飲んでも副作用がない。それが一番良い薬です。甚だしくは薬理作用のない上品もある。そんな上品を、西洋医学的に分析しようとしても、なにが良いのか理解しがたいでしょうね。

南　ぜんぜん違うからって、「別々にしておけ」っていうふうにしなかったから、日本はうまくいってるんですね。

丁　そう思いますよ。だから今、欧米でも、アジアの国々でも、いろんな国が日本を真似て、二本立ての医療制度を一本化しようって試みているけど、時間はかかりそうですね。

第五章 異邦人

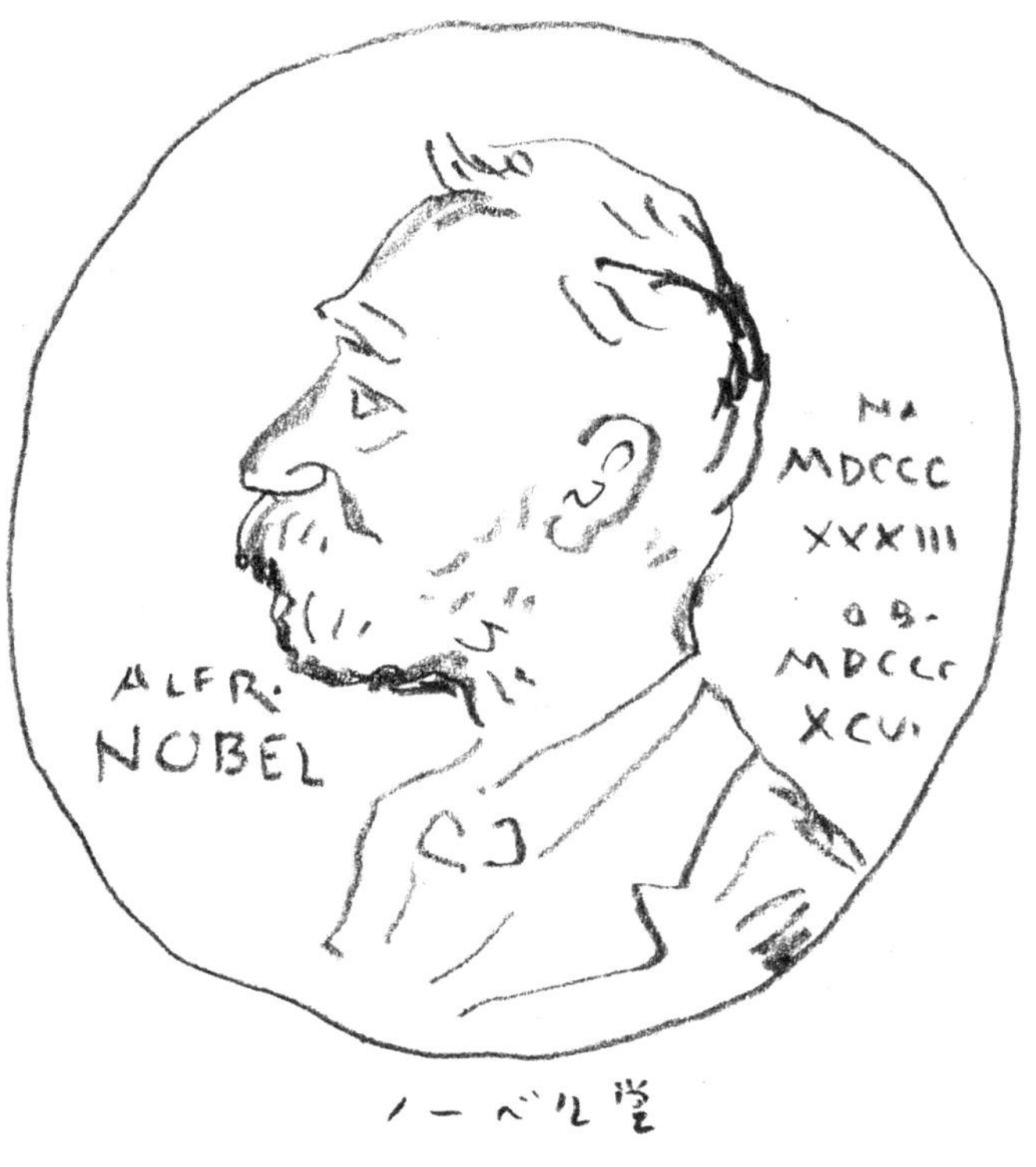

ノーベル賞接近

南　で、先生は、漢方の研究所をちょっと中断して、アメリカに行かれました。

丁　二年行きました。二年で戻るって約束をしたからね。でも、アメリカにいた時、このまま約束を反故にして、残ってようかなあとも思った。

南　だめでしょ（笑）。

丁　そうそう。だから二年で帰ってきた。

南　残ってたら、先生、ノーベル賞もらってたかもしれないんですよね。

丁　しようがないもの。約束したから。

南　ははは。

丁　私が三十一歳、一九七九年でしたね。ニューヨークのスローン・ケタリング記念がん病院の研究室に入ったわけです。マンハッタンのど真ん中にあってね、近くにアパートを借りて住んで、家賃は一カ月三百七十五ドル。そこを出る時、次に入るのも日本人だったんで「家賃、いくら？」って聞いたら、千五百ドルって言ってました。二年で四倍。そういう変化の激しい場所。

南　先生は何を研究されたんですか？

丁　ニューロブラストーマ（神経芽腫）という、神経から出るがんをやってくれって言われたんですね。でも、やっているうちに、神経細胞そのものに興味を持っちゃったわけです。研究室のボスからすると、こいつは違うことをやり始めたという印象があった。

研究っていうのは、何でもそうだけれど、基礎から積み上げていったほうがいいわけですよ。神経から出たがんなのに、がんだけやってなさいっていうのは、ちょっと納得できなかった。がんになった神経細胞とならなかった神経細胞の違いと共通点をはっきりさせないと、神経から出てきたがんの特徴もわかりっこないって。だから、私が一番力を入れたのは神経細胞の研究なんです。ボスに隠れて。

南　ああ。やっぱり隠れて（笑）。

丁　痴呆が起こるメカニズム、脳腫瘍にいたる病理的なメカニズムとか。だけど、こういうもの、がんの専門研究所であんまりやっちゃいけないわけ。

だけど、面白いデータがいろいろ出てきてね。

簡単にいうと、神経細胞というのは、脳でも脊髄でも、いちど損傷すると再生が難しいんです。脳出血をすると、周りの神経細胞が全部死んでしまう。一般的には、新鮮な血液が供給されなくなるからやられちゃうんだっていうけど、私、それだけで説明はつかないと思った。「血液が神経細胞に接触することによって、病気が悪くなっているんじゃないか」というふうに考えたわけ。

構造としては、脳脊髄液関門というものがあり、神経細胞に血液が接触できないようになっている。それを人工的に、試験管の中で、神経細胞を血液に接触させてみた。そうすると、さまざまな反応が起きて、神経細胞が死んじゃうんですよ。

南　はあー、接触できないようになってるってことは、なんかあるからですね。

丁　そうそう。脳出血が起こると脳の神経細胞（ニューロン）が血液に触れて死ぬ。そのメカニズムを調べていくと、神経細胞が血液に触れることで、血液中の補体という特殊なタンパクが抗体を介せずに活性化されて、そこで生まれたアナフィラトキシン（重度なアレルギー反応を生む原因物質）が、細胞を攻撃することがわかった。じつはこれ、大発見なんです。免疫学的な実験医学の中では、トップの雑誌に載った。一応、留学の責任は果たしたということになるんだけども。

南　へえ。直接触れるとダメなんだ。

丁　神経から出るがんっていうのは、じつはほとんどが小児がんなんです。

南　えっ、そうですか。

丁　神経芽腫、白血病、脳腫瘍、リンパ腫とか。神経のがんには大人はほとんどなりません。こういう小児がんは、わりに自然に治るケースがあるんです。突然、消滅したりする。この自然治癒のメカニズムがわかれば、他のがんにも応用できるんじゃないかと。

それで、調べていったらね、腫瘍が大きくなると、腫瘍や周辺の部位で出血があって、血液と神経細胞のがんが接触することがある。すると血液が、やっぱり自動的にがん細胞を攻撃して、消滅させてしまった。何もしなくても消退するという。そういう現象を見つけたわけ。

南　へえー、すごいですよね。

丁　面白い仕事をしていたのよ。二年間。

それで、データをまとめてそろそろ帰ろうかという一番忙しい時、「珍しい病気が出た」って、一つの血液検体が送られてきたんです。

私は血液の微量タンパク質分析が得意だったから、「これをお願い」って言われて、分析を始めるわけだけど、超遠心機を回していくと、ウイルスみたいなのが溜まるんです。何回やっても同じ。さらに沈殿したものを精査していくと、免疫複合体という、ウイルスを含む抗体タンパクの固まりが底に沈んでくることを発見した。この中を分析すれば、ウイルスが見つかるかもわからない。「免疫複合体が検出されるのでウイルス疾患の可能性がある」と分析結果をレポートに書いたんです。

実際、見たことのない免疫不全の病気なんですよ。それまで免疫がダメになるのは子どもの病気に多くて、おおむね遺伝病で、ウイルスが原因ではない。するとまた、「同じような患者が出た」って。帰国を控えて忙しいからね、食事も惜しんで分析をやって、どこから出てきたのって聞いたら、ニューヨークのソーホーだって。ソーホーは芸術家の多い地区です。

南　それもやった。

丁　やりました。まとめて分析した。そうしたら同じ結果。免疫複合体があって、私はまた、「ウイルス疾患の可能性がある」とレポートを書いたわけ。するとボスが、「お前これ、すごい面白いテーマだから、がんの研究はやめて残って続けろ」って言うんです。心が動いてね。やっぱり、未知の病気というのは、医者としては挑んでみたいですよ。でも日本に帰るって約束したから。

南　う〜ん。

丁　帰らないわけにいかない。帰りました。それから三年ぐらいして、エイズという新しい病気で世界中が大騒ぎになった。次いでエイズウイルスが、フランスのパスツール研究所で発見されてノーベル賞を受賞した。私がやっていたのは、エイズという名前がつくはるか以前だったんです。その時私はウイルスっていうことを発見していた。もう少し超遠心機を回してたらウイルスを見つけて、ノーベル賞候補の一人ぐらいにはなっていたかもしれない（笑）。

南　ははは。すごいなあ〜。

静かな国王

南　先生が在籍していた、その、「スローン・ケタリング」というのは人の名前ですか。

丁　アルフレッド・スローンと、チャールズ・ケタリング。二人の名前ね。スローンはゼネラル・モーターズ（GM）の有名な経営者。ケタリングはセルモーターを発明した技術者です。セルモーターを発明したんでね、莫大な特許料収入があるわけ。スローンは自分の財団をつくって、数々の慈善事業をしていた。この二人が、古くからあるニューヨークのがん病院に莫大な寄付をした。だから、「スローン・ケタリング記念」っていう名前なんです。現在も、世界有数のがんセンターですね。私がいた頃も世界で一番、がんの免疫の研究をやってました。

給料が上がった話はしたよね。給料が上がったっていうのは、じつはある偉い人のポケットマネーだったんです。誰かっていうと、パーレビ国王だったんだ。

南　ええっ？　イラン革命の。

丁　そうそう。私の給料を払っていたのはパーレビ国王だったんです。「世界中からがんの免疫を研究してる若手を呼べ。金は出すから」って言ったんだね。それで声がかかったんです。

南　へえ。でも、どうしてまた。

丁　パーレビ国王ががんだったの。イランを放逐された時、すでにホジキン氏病というリンパ系のがんだった。アメリカに治療に来て、お金もあるから、早く自分のがんを治したい。だけど抗がん剤は嫌だから、免疫でもって治してくれる若手を探してくれと。そこで私の論文が目に留まって、「こいつを連れてこい」っていうことになったらしい。

だから、いい給料が出たんです。パーレビ国王のポケットマネーですから。

南　ははは。

丁　当時、「がんの治療は免疫だ」っていうのは、世界の少数派だったんですよ。

南　でも先生は日本のがんセンターで、そういう論文書いてたんでしょ。

丁　がんセンターの、ウイルス部の上司の西岡久寿弥先生や岡田秀親先生が寛容だったんです。がんと免疫の研究は、今は注目する人はいないけれど、きっと将来役に立つと。それで予算もつけてくれて、「好きなだけやりなさい」と。そういう先生方だったから論文も書けたわけです。

指導をしてもらって、一介の大学院生が実験をやってね、データが蓄積されてきたら、「論文を書きなさい」って。大学では論文を添削したら、添削をした先生の名前が筆頭になるのが普通です。研究費を集めてきた先生も筆頭です。でもウイルス部の先生方は絶対にそれをしない。「これは君がやった実験で、君が論文を下書きしたんだから、これは君の論文だ。君の名前で発表しなさい」って。

南　素晴らしい人たちですよ。

丁　自分に自信があるから、せこせこしたことをしない。

南　その論文が国王の目に留まった。

丁　二年目が終わる頃、ちょっと悩んだけど、「日本に約束があるから帰ります」って言いに行ったら、研究所の人がなんかぐずぐずしているんです。何を悩んでるのかなって。そうしたら、ボスに呼び出されてね。「うん、ちょうどよかったかもしれない」って言ってる。「ここに残ってほしいけど、君の給料がじつは切れたんだ」

国王のお金が尽きたという話だったんですね。

南　ちょうどよかった（笑）。

丁　スローン・ケタリング研究所で、パーレビ国王には何度もお会いしましたよ。最初はどこかで見たおじさんだなと思って。おとなしい静かな人でした。放射線治療を中心に、抗がん剤をなるべく使わないで、免疫を強めるいろんな治療法をしていた。実験治療ですね。だけど私、この人から給料をもらってること、「お金が尽きた」って言われるまで知らなかったんです（笑）。

南　何も言わないところが、国王だね。

シイタケ

丁　私は漢方をやっていたから、がんは免疫で治すものだっていう確信がありました。将来はこっちがメインになると。一九七二、三年ぐらいには、もうそういう意見を言ってたんだけど、その時は少数意見っていうよりも、ゼロ意見。本当にね、そういう意見を言う人はいなかった。そういうことを言うと、「何、言ってんだ。そんなので治るわけないじゃないか」って、頭のおかしい人扱い。

南　でも、それは漢方の視点から見るっていうことで、西洋医学的に考えられなかったことで、考えられるようになったわけですよね。

丁　だって、漢方薬だけで治っちゃう例があるんです。これはもう、免疫を抜きにしてはンチナンっていう物質、シイタケの子実体（胞子を生じる器官）から抽出した多糖体を精製したものですが、これを使うと、免疫が活性化されてがんが消えるっていう例が出てきたんです。実験動物では、すごく効くんですよ。

考えられない。それをどうやって証明するか。なかなか難しかったんだけども、レ

南　シイタケは体にいい。

丁　食べてもあまり吸収されないよ。

南　その物質を、先生が？

丁　いや、これを最初に報告したのが、千原呉郎という先生でね。この先生と、私、とても親しかったんです。学生時代から千原先生の論文を読んでいました。東大の薬学部を出た先生で、漢方に造詣が深くて、漢方薬の中に、がんに効く薬、成分が必ずあるはずだと、それを自分は探索すると。それまでは、ガスクロ（ガスクロマトグラフィ）とかいろんな新しい技術を身に付けて、がんセンターに就職したわけです。でも、がんセンターの研究員になった途端、一切そういう仕事はやめて、漢方薬の成分分析の研究に専念したんです。

南　ああ、その頃の。

丁　それから十年間、ひたすら実験だけ。普通、ああいう大きな研究所に行くと自分の業績をこまめに出して、ポジションを上がろうとするわけです。そういうことに一切目もくれず、一本の論文も書かないで、ずっと実験をしていた。若い時に私、それを脇で見ていてね、感激したんです。

そして、ついに、そのシイタケの成分をがんを持った動物に注射すると、がんが消える例があって、レンチナンという多糖体がマクロファージを中心とするがん免疫を活性化させていることを発見した。それで、がんに免疫が関係してるということが証明されたんです。

今でも、味の素がその薬を売ってますよ。味の素はシイタケをいっぱい扱うからね。もう三十年くらい経つけどね、副作用もきわめて少なくてすごくいい薬。

南　それまでは、免疫って、どういうふうに考えられてたんですかね。

丁　さっきも言ったけど、インチキだって、みんな言ってたわけ。がんには免疫なんか関係ないって。がんっていうのは細胞の、ＤＮＡ異常なんだから、異常な細胞を叩けばいいんだと。化学療法剤っていうんですけど、今でいう抗がん剤を使えばいい。もうがんセンターも全部、臨床の先生方はみんなそうでした。

南　で、一方の、免疫サイドは……。

丁　当時の免疫学が、まだ応用するところまで行ってなかったんです。免疫のメカニズムを明らかにするのが免疫学だっていう段階でした。ところが、千原先生は一足飛びに、その応用までやっちゃったから、すごい先生なんです。もう亡くなってしまいましたけどね。

南　その、先生にはいろいろ教えてもらって。

丁　つぶさにいろいろとね。教えてもらいました。がんは将来、免疫で治す方向に行くだろう。抗がん剤を使うのは悲惨だし、患者さんにとってこんな良くない薬はない。がん治療の目的は抗がん剤を克服することだ。先生はそう考えていたんです。純粋に患者さんと、学問のことだけを考えていた。だけど、長い間、がんの免疫っていうのは、がんセンターの中では、マイノリティーの異邦人みたいなものだったんです。

南　はい。

免疫と抗がん剤

南　先生がずっとやってきたがんと免疫の関係とか、漢方的な視点って、今は常識になってきてますよ。

丁　ようやくね。それがもう、決定的になりました。ＰＤ－Ｌ１阻害剤（免疫チェックポイント阻害剤）っていうのが登場したわけです。あと五年もすれば、がん治療は劇的に変わりますよ。抗生物質を飲むみたいにして、飲み薬を飲むだけでがんが治る時代、もう来ます。「抗がん剤っていうのを昔使ったんだってねえ」「あんな悲惨な薬を使ってたんだね、昔の医者は野蛮だったね」っていう時代になるわけです。

南　五年で。

丁　がん細胞に免疫が効きづらいのは、免疫細胞のリンパ球の攻撃から身を守る術を持っているからです。身を守る術を持つがん細胞だけが大きくなる。

逆に、身を守る術をもたないがん細胞もあって、そういうのは免疫で排除されるから、自然に治癒するわけです。

南　自分を守れるがんと守れないがん。

丁　賢くないがんは排除されて死んじゃう。だから、我々は健康なんだけど、やっぱり賢いのが出てくるわけ。悪知恵の長けたやつ。それがＰＤ－Ｌ１分子というのを持っていて、その分子が、免疫細胞のリンパ球の攻撃力にブレーキをかけていることがわかった。そのＰＤ－Ｌ１分子の働きを阻害すれば、免疫細胞はすごく楽に攻撃できるわけ。

そういう薬が発明されてね、がんの治癒率がばあって上がった。

南　最後は自分の免疫力で戦うんだもんね。

丁　そうそう。

南　でも賢いのがいる。

丁　もう、一番悪性のがんと言われてるのが、悪性黒色腫っていうね、皮膚病なんだけど、致死率ほぼ一〇〇パーセントのすごいがんなわけ。それがこの、PD－L1阻害剤で治る例が出てきた。これ、免疫学の勝利なわけです。今まで化学療法だけを言ってた人たちは、びっくりしています。そういう人たちが、とくに日本のがん研究の方向を誤らしたかも知れません。そのエネルギーの十分の一でも免疫の研究に注いでいたらね、もっと早くがんは治ってたんです。世界のがん治療をリードできたかもわからない。今まで免疫ががんに効くんだと言ってた人たちに謝らなきゃいけない。それぐらいの出来事。

南　ものすごく残念ですよね。理屈じゃなく思い込みだもんねえ。

丁　臨床をやっている人の大半がね、がんと免疫は関係ないと、いい加減な奴らだと、ずっと言い続けてきたの。だからもう若手が育ってない。私の頃もそうだったし、私の後でもね、がんの免疫を研究しようと思ったら、大学に残れないわけ。大きな病院にも残れない。日本ではそういう状態が、本当に長く続いちゃった。

南　こういう可能性もあるっていうのが出た時に、つぶす必要ないよね。

丁　ポジションを与えなければ、つぶすことだからね。だから、今、日本でがんの免疫の研究とか、そういうのをやってるのは、地方大学なんです。

東京を中心とした大学からきれいに駆逐されちゃった。今、地方大学でやっている人たちが、かろうじて生き残ってやっているんです。でも、これから徐々に主流にもどると思いますよ。

学問の在り方

丁　さっきの千原先生がすごいというのはね、医学界の中の立場とか、そんなものは超越して、純粋に研究だけを続けたんです。そういう人は今、どの大学、研究所を探したっていませんよ。当然だよね。国を挙げて、社会を挙げて、いられないようにしたわけだから。

南　主流とか傍流とかって、その、医学的な問題意識じゃなくて、研究者の生活、地位とか名誉の問題だったりする。

丁　結局、抗がん剤を作ってる製薬会社が力を持っていたんです。今もそうだけど。抗がん剤は儲かるわけ。儲かるのが主流。

南　う~ん、なんかなあ。

丁　それはもう、しようがないんだよ。今、ＰＤ－Ｌ１阻害剤ができて、これをつくった製薬会社が儲かるわけです。今度は、これらの会社がスポンサーになるわけ。そうなると、不遇をかこっていた、免疫学でがんを治そうっていう人たちが鼓舞されるわけですね。

南　パーレビ国王だって、自分ががんじゃなきゃ大金は出さない。しょうがないっちゃ、しようがない……か。

丁　そういう競争ばっかりになっちゃうと、ますます、研究費を取るために非常にアトラクティブな申請をしないといけないし、プロモーションをするとか。そういう中でね、論文不正なんかも、起こるわけでしょ。本当の研究の在り方とは、ちょっと離れてきてるんじゃないのって思う。

「日本国にはそんなゆとりはないんだ」って言われてしまえば、それまでだけども。

南　すぐに、食えるか、食えないかって話になるんですよね。そんなに、食えるか、食えないかで困ってるのかって思うと、そんなことないわけじゃないですか。でも、一旦こう、動き出しちゃったら、その路線で行くしかないっていうふうに、世の中が全部なっちゃってるっていうのはね、何とかなんないの。「まあ、このぐらいでいいか」っていう人がどうしていないのかなって（笑）。

丁　研究が面白いとかね、世の中に本当に役に立つ研究だけにしたいっていう人が生き残れる、そういう空間は保証しなきゃいけない。全員じゃなくてもね。本当は、大学の先生とか、国立の機関っていうのは、そういうゆとりが、のりしろがあるっていうのが、魅力だったんだけども。だんだん薄れてきたんだね。

研究者も派遣社員みたいになって、早く結果を出さないといられなくなっちゃう。なんかもう、国立も私立も製薬会社も、ヒイヒイ言いながらやってる。

南　すぐ結果。やる前から結果。今の首相みたいだね、「私がやりました」っていうことが言いたいがために、結果を次々に出そうとするでしょ。もうちょっとゆったりした感じがほしいね。

丁　漢方とか免疫っていう、息の長い領域にいると、それは痛切に感じますね。研究っていうのは、いつまでに成果を出すとか、そういうのとは、やっぱり違うところがある。世知辛くなっちゃったんだね。

治療薬は高い

南　でも、がん治療が劇的に変わるんですね。

丁　そうそう。問題は費用です。そのＰＤ－１阻害剤を使った、がん治療にかかる費用。この治療費用がね、高いわけですよ。

南　いくらくらいかかるんです？

丁　年間、何千万かかっちゃう。

南　だめじゃん。

丁　それも、ずっと続けなきゃいけない。透析患者と同じになっちゃうんです。今度はその問題を解決しなきゃいけない。

南　その、医療費が高いっていうのは、考え方が変わってないからだよね。今までは抗がん剤とか、ものすごく野蛮だったものが、工夫を重ねてピンポイントに野蛮になって、今度は免疫を使うっていう野蛮度はかなり減るけど、やっぱりそれは「特別な方法」なんですね。その、がんにお金を払うっていう、基本的な考え方は変わってないんだものね。

丁　ものすごく高いんだよ。資本の論理だね。別の意味で一種の副作用ともいえる「経済毒性」という。でもまずはね、人間の体には、悪性黒色腫みたいな手ごわいがんをも、治す力があるっていうことが証明されたわけ。その点において、非常に画期的。

南　そうか。これまでは、なんか、仮説扱いで。

丁　そうですね。

南　わりに、人間の体はそういうもんだって、みんな思ってるんじゃないの。

丁　少数派なんだって。

南　その、さっき、ちょっと透析って仰ってましたけど、透析に関しては、いいアイデアはないんですか。諦めるしかないっていう。

丁　うん、やっぱり一番良いのは予防ですが、その次が移植なんですよ。腎臓移植ね。

南　そこは西洋医学派。

丁　いや、腎臓がとことん悪くなったらこれが一番、本人も楽だって。外国ではみんな移植です。将来は日本も移植が主流になっていくと思いますよ。それも、人から人じゃなくてね。豚から人とかね、そういう移植になっていく。今はもうその入口まで来てます。心臓の一部とか、そういうのも全部、移植になっていくと思います。

南　ああ、あの山中先生の。

丁　いや、iPSの実用化はまだ先だと思うよ。

南　あー、まだ。

丁　治療法としては完成するでしょうね。やっぱり、お金の問題。いかにして安くできるかの研究が延々と続く。例えば目を治そうとするとね、今のままで行くと試算すると、一億円ぐらいかかるんじゃないの。片目一億円で、ちょっと高すぎる。百万円ぐらいならね、年寄りがやるかもわからない。でも、一億円が百万円になるってことはすぐにはあり得ない。あと二十年ぐらいかかるかもわからないね。

南　年間何千万とか、片目で一億円とか、なんかとんでもない額ですよね。

丁　日本が破算しちゃうんだよ。日本国が。

南　大問題じゃないですか。でも漢方薬っていうのは、高度な研究の、技術の粋を集結して生まれるようなものじゃないんだから、比較的、安いんじゃないかなって思うんだけど、どうですか。漢方の先生を前に、あれですけど（笑）。

丁　いやいや、いい漢方は高かったんです。江戸幕府の財政が傾いてしまった理由の一つが漢方薬ですよ。そのぐらい高かった。

第六章

人体の力

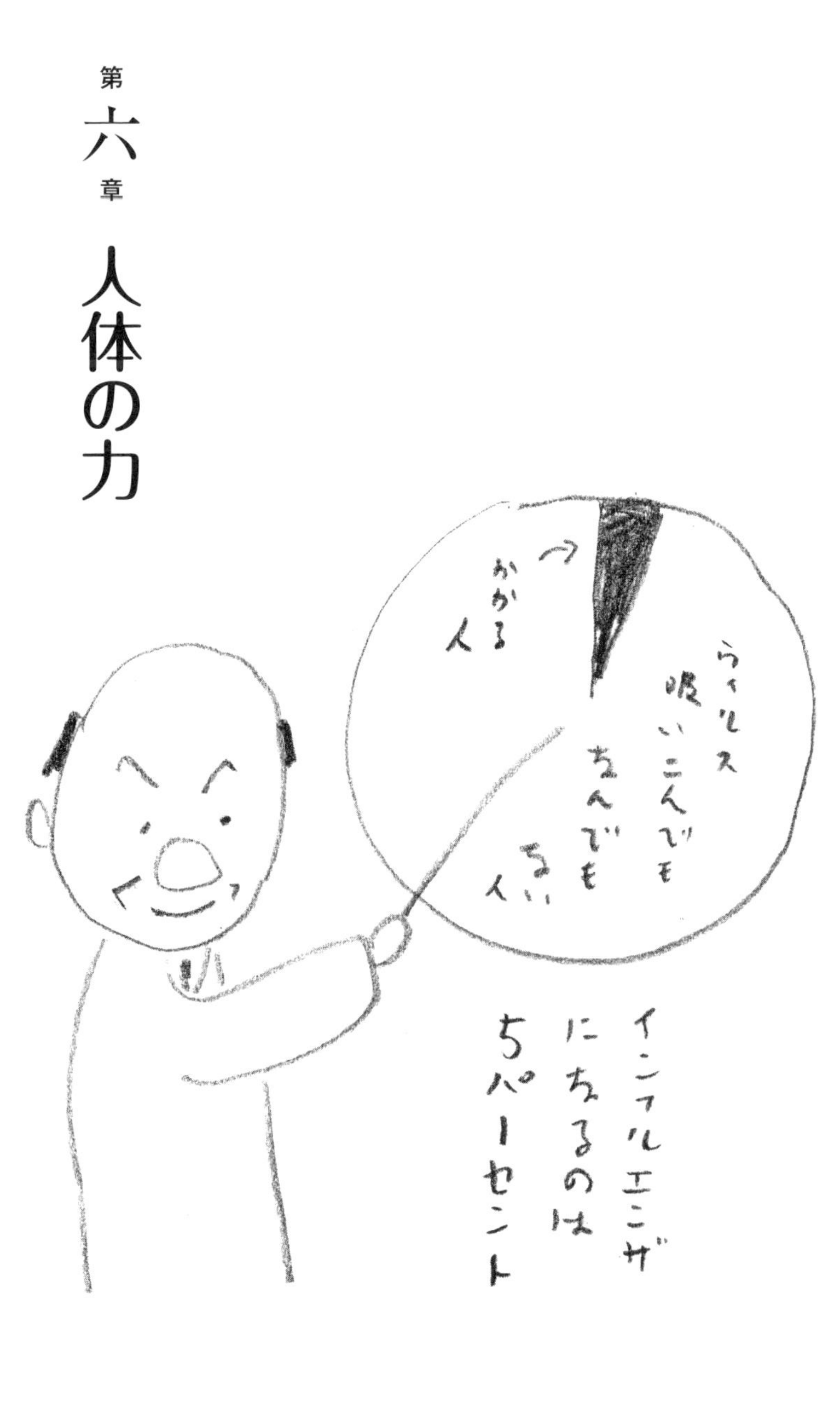

ニンジン

丁　どれだけ漢方薬が高いかっていうとね、江戸時代、高麗（朝鮮）人参は金や銀に近い値段で取引されていたこともあるんです。高額医療だったわけです。高麗人参畑を作ると、みんな盗みに来るから大変なんですよ。

漢方薬の価格が比較的下がったのは円が強くなり中国産の安い生薬が輸入されるようになってからです。しかし最近は産地でも価格が高騰して昔の価格に徐々に戻りつつあります。

南　金が植えてあるようなものですね。

丁　いや、みんな病気を治したいから。高麗人参みたいに効く薬は他にないからね。さっきの、護国寺の北の薬園は、周囲を高い塀で囲っていたんです。不寝番ですよ。夜通し目を光らせて、生薬（しょうやく）を守らなきゃいけない。塀のない所に薬草園はできない。それもうんと高い塀ですよ。その中に薬草を植えたわけです。

南　小石川植物園は……。

丁　あそこももとは大名の下屋敷でやっぱり高い塀で囲まれてた。薬はみんな高いけど、高麗人参が一番高かった。朝鮮通信使が高麗人参を持ってきてくれるわけです。だから、ものすごい優遇する。あれ、友好のために来てると思うけど、徳川幕府にしてみれば、ものすごい貴重な薬。金と同じ価値のものを運んできてくれるわけだから、優遇せざるを得ないわけです。収支が合った。「日本の持ち出し」だったって言う人もいるけど、高麗人参で収支が合う。そのぐらい高麗人参は高かった。

南　先生、高麗人参だけで一冊書いたらどうですかね。『高麗人参は高い』ってタイトルで（笑）。

丁　高麗人参の本はもうたくさん出てるから。

南　そうか。

丁　秀吉は高麗人参欲しさに朝鮮出兵をした。そういう話もあるくらい。持ち帰った種で黒田官兵衛や蒲生氏郷（がもううじさと）が栽培しようとしたけどダメ。伊達政宗も失敗。徳川家光も失敗。日本で栽培できるようになったのは一七二九年、八代将軍吉宗の時代です。

南　そんなに難しい。

丁　病気が多くてね。発芽させるのも難しいし、病害虫に弱いし、生育するのに六年もかかるとかね。外国から買わないと手に入らない。オランダ船が運んでくる荷物の三分の二以上は漢方薬だったんです。江戸時代の日本は広東から入ってくる高麗人参を、非常に高値で買っていたんですよ。広東人参って呼んでたんだけど、じつはアメリカ産の薬用人参のことです。

南　効き目は変わらないんでしょ。

丁　アメリカ産は野生のものだから非常にいい。オランダ人や中国人はずいぶん儲けたんじゃないの。あまりに金の流出がすごいので、一七二九年、徳川吉宗が幕府を挙げて高麗人参の人工栽培に取り組むわけです。日光の明智平の寒い土地に苗を植えて。そうしたら、大成功した。

幕府はその種を大名に分け与えて栽培を推奨しました。金や銀と同じっていう貴重なものだから、外様には分けずに譜代大名だけに分けたんだね。それで今の高麗人参の三大産地が、島根（松江市大根町）、会津若松、長野県佐久地方です。将軍からいただいたものだから「御種人参」って呼ばれて、学名も「オタネニンジン」。元は栃木で取れた高麗人参ですね。その後、平賀源内が栽培法を洗練して本にまとめたり、官民一体で改良していったわけです。

南　出来はどうだったんですか。

丁　日本産は品質が非常にいいです。今韓国の空港の売店で売ってる高麗人参、根っこに髭が生えたやつ、ほとんど日本のですよ。韓国のは髭が全部ぽっきり抜けちゃってる。日本の技術ってすごいんだけど、やっている人がみんな高齢化で、継承する人がいないって聞きますね。非常に危ない状態です。

南　でも、元気なんじゃないすか？　自分とこの高麗人参食べて。

丁　どんなに元気で健康でも、百まではなかなか生きないよ。できたとしてもあと五年でしょう。もう、日本のどこの産業もそうじゃない。蒲田の町工場だって継ぐ人がいない。

それで技術が途絶えていく。非常に大きな問題でしょうね。

南　小林一茶も栽培したんだってね。

丁　そうそう。小林一茶はがんばった。庶民には手に入らないから、竹節（ちくせつ）人参という、よく似た薬用人参を手に入れたんです。あれは隠花植物だから、直射日光を避けて縁の下に植えるんですよ。誰にもわからないように植えたつもりだった。だけど、誰かが見てたんですね。それで、盗まれちゃった。もう、ものすごく嘆き悲しむんです。

南　一茶は遺産争いとか、でもいろいろ大変だったみたいですね。

丁　子どもを何人も亡くしてね。〈やせ蛙まけるな一茶これにあり〉って、そのやせ蛙が一茶なんですね。体の大きいのがメス蛙。そういう必死さでもって子孫を残そうとしている。

南　ああ、子孫を残したかった。

丁　そのために漢方薬の力をずいぶん借りているんですよ。いろんな薬を飲んでいます。でも、一番肝心な薬用人参を盗まれちゃった。

南　何度聞いても人参話は面白い。

中国と日本人

丁　漢方薬っていうのは中国から来たっていうんだけど、正確にいえば、インドから中国に来て、中国でいったん集大成されて、それが朝鮮半島を経由したり、または直接、日本に伝わった。それが日本の中で、日本に合った形に変化したものです。

正倉院の記録を見てみるとね、漢方薬が六十種類、収められたって書いてあるんですよ、千三百年ぐらい前にね、聖武天皇が使ってたわけです。聖武天皇は病気だったから。

南　えっ、何の病気？

丁　諸説があって、「マラリアだったんじゃないか」とかね、「天然痘になったんじゃないか」とか。でも、私は違うんです。

南　丁説ですね。

丁　丁説によると、水銀中毒。いわば水俣病みたいな病気です。

南　え？　水俣病。どうして水銀が。

丁　あの時代、奈良の大仏を建造していたわけです。大仏像に塗金しなきゃいけない、金箔を貼るよりも塗金したほうが金が少量で済むんですね。金っていうのは水銀でもって塗金するから、水銀蒸気を吸ったり、排水で汚染された水で水銀中毒になっちゃった。

南　そうか。それで作業員もダメになったし。それ見に行った天皇も、水銀中毒。

丁　だから、あの辺にいた人、みんなそうですよね。技術者もね、お坊さんも、百姓もみんな水銀中毒になって、たくさんの人が倒れた。それだから、慌てて病人を収容する悲田院っていうのを造らなきゃいけなくなった。

聖武天皇が亡くなる三年前に、鑑真が日本に来たわけです。鑑真一人来るなら船一隻でいいじゃない。でも、船団で来たんです。当時は、船が難破しても大丈夫なように船団を組んだっていう説もあるけど、そうじゃなくて、大量のお経と物資を持ってくる。その物資のかなりが漢方薬だったんじゃないか。

漢方薬、その漢方薬と称する物も半分以上はインド産。当時の中国ではインドの薬が珍重されていたから、鑑真が持ってきた薬は非常に高価なものです。鑑真は漢方薬の運用に長けていた、お坊さんと医者を兼ねる、僧医だったんですね。聖武天皇に薬を献上したわけです。それが、聖武天皇が亡くなられた後、正倉院に収められた。そのため世界最古の生薬の標本が日本にたくさん残っているわけです。

南 先生に前にお聞きした話では、その正倉院はゴミまでちゃんと取ってある。

丁 そうそう。ネズミの糞とかゴキブリの死骸とか、大掃除の時に出てきたゴミまで袋に入れて残してある。それを調べてみたら、胡椒とか丁子とか、無くなった標本の中身が出てきたっていう記録があります。そういうものまで袋に入れて残しておく。これが日本人っていうものですよ。日本人は昔から断捨離が苦手なんです。ゴミまで取っておくのが日本人。

南 そうですよね、おおもとで無くなっちゃったようなものも、日本には残ってる。

丁 正倉院にはいろんな物が残ってるけど、みんな、中国やペルシャのほうに無いようなものが、そのまま残ってるわけですね。大したものです。日本の文化っていうのは、漢方薬や、仏教もそうであるように、中国から来ただけじゃなくて、インド、ペルシヤまで含めた、アジア全体の文化なんですね。日本はどん詰まりだから、そこから先どこも行きようがないから、重層的に重なっている。それを全部保存してね。伝わってきた年代というのものもみんなそのまま、日本で保存されてるわけです。

それがゆっくり時間をかけて融合して、日本文化っていうのを作っているんですよ。構成要素の一つ一つはアジアのいろんな所にルーツをもちながら、独自の形に変容させちゃう。日本っていうのはユニークな文化だよね。

南 そうなんですよね。だから、元々は外から伝わってきたものってのを、ちゃんと認めたほうがいいんだよね。日本人は単一民族でもって、優秀で性格もいいとかって。どこの国でも自分とこが一番偉いって思ってるけどさ。

丁 自分のところが一番って。中国がそうでしょ。そういう中国にとって、四千年の歴史の中で唯一失敗したのが日本なんですよ。中国の歴代王朝っていうのは、これまで、異民族に国土を征服させて、征服した人々を中国人化して、しかも征服した人たちの土地も中国にしちゃう。そういうパターンを歴史の中で繰り返してきたんです。だんだん中国は周辺国に拡大してゆく。

だから、日本が中国に侵略した時、もっと侵略させて征服させていれば、日本も中国になっていたわけ。日本人は賢いからね、すぐ中国語を覚えて、平仮名も片仮名も使わなくなる。日本人は一億人しかいないんだから、そのうちみんな中国人になっちゃう。それをやり損ねたっていうのは、近代中国の大誤算だったんじゃないかな。千年二千年単位で考えれば、そういう見方もできるわけです。

南　それ、面白い！　ですね。へえー。

丁　中国の日本政策は失敗したんですよ。

南　よく中国の人が、著作権とかなんか、ディズニーの映画がどうとかってやられた時に、「火薬も羅針盤も中国で発明しましたがウチは一元も取ってません」って言うじゃない(笑)。

丁　いまはものすごい数の特許を取ってますよ。世界で一番取ってる。

南　例えば南部鉄器とかさ、何だっていいんだけど、その商品名とかも。

丁　松阪牛とか、そういうの？

南　松阪牛も中国が取ろうとしちゃうんだもんね。

丁　「漢字を使ってるからいいんだ」って。

アメリカの江戸復帰

南　もともと薬っていうのは、鑑真が海を越えて運んでくるみたいな、貴重品だったわけですね。医者に診てもらうっていうのは大変だった。さっきの新薬みたいなのもあるけど、今は健康保険でものすごく安くなってるから、その、安くなっているっていうこと自体が実感ない。当然だと思ってる。

丁　国民皆保険が始まる昭和三十三年までは、公務員ではない一般の人は保険がなかったから、病気になるといろんな問題が起きました。うちのお袋なんかもね、内職で貯めた千円札を丸めて割烹着に縫いつけてましたね。病気になった時に病院に行くお金。最低限のお金だから手をつけない。あとは、お金を持ってるってわかると親父が飲んじゃうから。

「このお金だけは絶対に手放さないんだ」って言ってました。そういうの覚えてます。そのぐらいやっぱり一般庶民にとってはね、病院にかかるっていうことはお金がかかる。生活がかかってましたね。

よく笑い話で言うんだけど、アメリカ人の医者が来て日本の医療を見て一番びっくりするのは、二日酔いの患者が病院に来るっていうことね。二日酔いっていうのは自分が飲んだことで、それでもって公的な健康保険を使って自分の二日酔いを治すっていうのは詐欺だろうって言うわけ。故意に車をぶつけて保険で修理代をせしめるのと同じ。アメリカの医者からすると。

南　いや、まったくそうですよ。だけど、そういうもんだと思っちゃってるからなんですよね。体が悪くなったら病院に行きゃいいんだと思ってるわけですよ。病院に行かないと治らないって。

丁　それでね、今、アメリカではすごいことが起きているんです。日本の江戸時代みたいになっているんですよ。

南　江戸時代？

丁　江戸時代の日本人は、「摂養」っていうものを大事にしました。日常の摂生、養生、保養を合わせた考え方ですね。保健衛生とか医療とか、生活習慣とか、病気になった場合にどうしたらいいのかっていうことまで、日常的に非常に気を配っていたんですね。アメリカが今、そんなふうになってきた。患者の側がものすごく健康に関心を持ってるんです。

南　ああ、やっぱり保険がないから。

丁　そうそう。入ってない人がいっぱいいるんですよ。三億五千万のうち、五千万人近くが保険に入ってないです。七人に一人が無保険、無保険の人は健康にものすごく関心がありますよ。病気になっても治してもらえない。保険に入ってる人たちも、保険料がどんどん上がってくるわけです。アメリカの保険料は、種類によっても違うんだけど、平均すると五年に一回ぐらい保険の更新がある。みんなプライベート保険だから、風邪引きとか、腹痛とか、二日酔いとか、つまらないことで病院に頻繁に行ってる人は、五年後に保険料が上がっちゃう。ぜんぜん病院に行かなかった人は、据え置きなんですよ。健康に関心がない人は、自分で自分のクビを絞めることになる。だから、アメリカ全体が保険の無い人もある人も、みんな健康維持に関心を持ち始めてる。そのほうが安上がりなんです。そのぐらい医療費が上がっちゃってるわけ。だから、みんなが関心を持ってる。

南　その健康に関心を持つっていうほうの流行は取り入れてますよね。普通のニュース番組なんかでも、必ず健康について何を食べたらいいとか、何が何に効くだとかっていう話とか、毎回やってますよ。でも切実度が違うんだね。

丁　だから、江戸時代の摂養とかね、そういうような話になってくるわけです。その指導をする人は、医者じゃなくたっていいんです。お坊さんでも、大家さんでも、それができる人が摂養の指導者になります。医者は本当に困った時だけの非常に限定された職業なんですね。縁日で摂養専門の演説をする人もいたっていうね。花柳病（梅毒）が怖ければ、花柳界に近づいちゃいけませんよって。

南　江戸では、その、梅毒が多かったんですよね。

丁　江戸の人口の約半分が梅毒だったというんだから。

南　はい。

丁　東京で工事してると江戸時代の人骨が出てくるわけですよ。その人骨を調べていくと、江戸に住んでる人の五パーセントが梅毒の第四期、頭蓋骨に穴が空いて、鼻が溶けちゃっている。人口の五パーセントが末期の梅毒だったっていうことは、その前の一期、二期、三期の人を合わせるとね、だいたい人口の半分。

南　世界的に見ると、どのぐらい？

丁　すごい多いです。港町でそういうことがあるけども、都市全体でそんなことはない。外国の宣教師が日本に来て一番驚いたのは、梅毒患者が多いこと。しかも、みんな恥ずかしがらない。みんなもう、びっくりしたわけ。

南　まあ、五〇パーセントだと、過半数だから全然恥ずかしくないね。

丁　恥ずかしくはないけど、病気になったら大変なんです。仕事は休まなくちゃならない。仕事を休んだら食いっぱぐれでしょ。元気で働いてるうちしか生きていけない。おとっつぁんが病気になったら娘は身を売らなきゃいけない。病気になったら終わり。病気は梅毒だけじゃないしね。だから江戸時代の人は必死に摂養につとめたんですよ。

江戸の医者

丁　健康っていうものに自分で関心をもって、自己責任で予防したり未病のうちに治すっていうくらいに勉強することが大切。前に話したけど、アメリカの病院に行くと必ず図書館があるんです。診察を受けたあと、患者さんは自分の診断書とか、メモをもって図書館に行く。司書みたいな人もいてわからないことがあると全部教えてくれて、病院で解決できるようになってるんですね。日本では病院で勉強してる患者なんかいないでしょ。アメリカではまだ、肥満してる人とかね、そういう生活習慣病の人は多いけども、なんと大腸がんの患者は年々歳々減ってますからね。がんの死亡率がどんどん減ってるし、がんになる人も減っている。食事も含めて健康法を勉強して、病気にならないようにしていたら、成果が表れてるんです。

南　それはすごい。

丁　だから、摂養っていうのは非常に大事でね。日頃から、食養生（食養）を心がけ、「未病」という、病気に向かっている状態のうちに、いろいろと手を打つこと。とくに食事のことは「食養」っていって、非常に大事です。例えば、一日二食にする。腹八分目にしてね。二食で腹七分目はちょっときついから、八分目にする。

南　それは今も変わらない。

丁　早寝早起き。とくに江戸時代の人っていうのは摂生の点では、ともすると灯りがないから長く寝ちゃうんです。怠惰になるから、それを戒めているのね。長く寝過ぎると健康に良くないと。だから、七時間とか八時間に睡眠は限定する。でも、冬はやることがないから困る。真っ暗だもの。おまけに、行燈（あんどん）の油が高いでしょう。だけど、長く寝ちゃダメと、寝る時間まで指定します。

日常生活の諸注意、摂生と養生、それだけではダメで、保養もしなきゃダメなんだという。だから、普通の人はけっこう休んでいたんです。武士は一日おきですよ。一日おきに登城する。一日おきに休んでばかりですよ。でも、それが健康を保つんだっていう考え方です。丁稚はぜんぜん休みがもらえないんだけどね。

そういう摂養の考え方には看護・看病も入るんです。家で病人が出た場合も、摂養の考え方からいくと、戸主、家長が責任を持つわけです。家長が責任を持ってその時に初めて医者を手配する。薬の手配とかね、そういうのをやるわけですね。江戸の後期になると、薬屋さんで薬を買うようになるけど、中期ぐらいまでは病気が出ると、医者を呼んでくる。その医者選びがポイントです。医者って、江戸時代は自由開業制で免許がないんですね。ピンからキリまであるわけです。だから、評判のいい医者を呼んでくる。何も言わないで病人を診させる。脈を診て、腹をさすって、目の前でカルテを書かせて、家長がカルテをチェックするんです。

南 そりゃあ、こちらも知識がないとチェックできないよね。

丁 家長が面接をして、信頼できるっていうことになって初めて、その医者はその家に出入りが許されるわけ。免許制じゃないのは大変なんですよ。最低限の質が保証されてない。

貝原益軒の『養生訓』には、どういう医者を選ぶべきかっていうのが詳しく書いてあります。医者を選ぶと、今度は逆に、医者が指示したいろんな養生とかそういうのを守らなきゃいけない。勝手なことをしちゃいけない。勝手なことをすると医者のほうから今度は絶縁されちゃう。それで、医者の指示通り薬を飲ませたりして、病気が治ると御礼をする。治らなかったら御礼しないこともある。趨勢を見て御礼をするんです。最初から値段を決めるわけじゃないんですね。

南　ある意味、合理的。お医者さんのほうは大変だけど。

丁　医者に診てもらった年の盆暮れに、医療費をまとめて払うわけです。これがお中元、お歳暮のはじまり。治るまで払わない。だから当時の医者は、アルバイトをするんです。手先の器用な人は人形を作ったり。傘張りをやったり。いろんなことをやる。

南　えーッ、初めて聞いた。

丁　診療所は持たない。みんな患者の家に行く。往診なんです。だから、映画『赤ひげ』の、小石川の養生所っていうのは一種の病院、例外なんですよ。薬園の中に小屋を建てて、貧しい人を助けるという。あれは、明らかに西洋文化、キリスト教の影響ですね。診療所をつくった小川笙船(しょうせん)っていう医者は、隠れ切支丹だと私は思います。実際医者に切支丹は多かった。

南　ああ、なるほど。

丁　江戸時代というのは、持っている知識が正しいかどうかはともかく、一般の人の医療に関する関心が今より相当に高かった。

南　日常的に病気にならないように注意するっていう考え方。「病気になったら医者に行ったらいいや」っていうんじゃなく。

丁　病気になる前に、予防と未病を考えた。江戸時代の人は、日々、そういうことを摂養っていうことを考えてね。「今日はちゃんと摂養をしてますか」って、これが挨拶になるぐらい、病気に関する関心度はぜんぜん違う。そのくらい、病気になることは恐ろしいことだったんですよ。

インフルエンザ

丁　日本もね、現在のような保険体制が立ちいかなくなってきていて、また摂養みたいな考え方が大事になってきて、いかにして、病院にかからないようにするか、病気になる前に自己治療するかっていうことが、注目されるようになってきますよ。保険で使える薬っていうのは、ごくわずかな薬に限定されるかもしれません。でも、風邪を引くっていうことはね、やっぱり、その人が何か不摂生をしたっていうことでしょう。普通のちゃんとした生活をしてて風邪を引くっていう人は少ないわけですよ。

南　はあ。

丁　インフルエンザのウイルスに暴露されてね、百人暴露してインフルエンザになる人、数人ですから。全員なるわけじゃないです。満員電車の中でインフルエンザの患者がくしゃみをするとね、飛沫が十万、飛ぶんです。で、十万の飛沫の何割かはね、三十分後でも一時間後でも、その電車の中に漂っている。インフルエンザって怖いっていうんだけども、それを吸った人でインフルエンザになる人はね、じつはほんの数パーセントなんですよ。

夜更かしをした人とかね、食事を抜いた人とか、何か、他の病気を持ってる人とか、そういう人なわけです。あとの大半の人はね、もう、少なくとも九割以上の人はインフルエンザにならないわけです、同時に吸い込んでも。

南　そうかあ、それは、もっと言ったほうがいいですね。そんなパーセント。

丁　五パーセント以下。そんなものですよ。

南　へぇー。

丁　だから、逆にその時、吸い込んで何ともなかった人は抗体ができるんです。今からインフルエンザになりにくくなっちゃう。だから、少し吸い込んだっていいわけ。

南　ああ、元気にしてれば、ちょっと、吸い込んどくかって（笑）。

丁　そうそう。元気にして、インフルエンザの患者のそばにいたほうがいいわけ。

南　先生の今の話、あんまり聞いたことないよね。面白すぎ。

丁　医者でインフルエンザになるの、少ないですよ。インフルエンザの患者を診るから、もうゴホン、ゴホンやってるのも診るわけでしょう。自分はならない。

南　入ったら、すぐなっちゃうもんだと思ってた。

丁　ならない。

南　それは、免疫力があるから。免疫力が落ちているところにウイルスが来ると、感染が成立しちゃう。

丁　入ったらなるんだったら、もう大変なことですよ。

南　最初に、そのインフルエンザのウイルスが喉のところに付きますよね。で、免疫力がある人は、その段階でもうマクロファージが来て抗体ができる。

丁　インフルエンザのウイルスはもう飲み込んじゃうから、抗体だけできる。だから、インフルエンザが流行ってきたら、本当に摂養が大事なわけです。保養もちゃんとしてね。

南　面白いなあ。ぜんぜんそう思ってなかったね。もう流行ってたら、予防注射を打ってないから、罹（かか）っちゃったぐらいのことでさ。しかも、先生が言うには、そのインフルエンザの予防注射っていうのは、あのワクチンね、予想が外れていることも多いって。どのぐらいの感じで外れてるんですかね。

丁　それは、年によって違う。けっこう最近、外れてるんです。

南　けっこうですか。

丁　インフルエンザのウイルス、外れちゃった場合、ワクチンを打った人のほうが、インフルエンザになりやすいっていうこともあるんです。ハズレの抗体をつくるのに忙しくて本当に必要な抗体産生が遅れるからと考えられている。

南　ていうことは、何もしないで摂養しているほうがいいっていうことじゃないですか。

丁　本当は、私はそのほうがいいと思ってる。ただし小児のワクチンは絶対に必要です。

南　ですよね。

丁　あんまり大きい声じゃ言えないけどね。それだけ、人間の体には抵抗力があるっていうことです。

未病ということ

丁　よく予防と未病は同じでしょっていう人がいますが、二つは全然違います。予防っていうのは、健康体でないとできないものです。インフルエンザの予防接種は健康体じゃないとできません。風邪の人や熱のある人が予防接種を受けると、重篤な状況になったりする。西洋医学は病気と健康を二つにすっぱり分けますが、漢方では、その間にある状態を未病と呼びます。

今は一見、健康に見えるけど病気に向かっているっていう、そういう動的なベクトルって言いますかね、動的なことを含めた未病なんです。だから、未病っていう状態に、ある人が留まっているっていうわけじゃなくて、「今、一見、健康で何の自覚症状もないよ、だけど病気に向かっている」と。だから、ちょうどそれがね、現代でいうと、例えば「中性脂肪値が高い」とかね、「コレステロール値が高い」って、何ともないですよ、みんな元気ですよ、でも、そのままにしてると病気に移行するよ、というのに、ちょうどいい表現なわけですね。

南　中国でもそう言うんですかね。

丁　いや、未病という言葉、中国の古い本に出てるんです。ところが、どういうわけだか中国人は未病っていう言葉をだんだん使わなくなっちゃった。韓国人も使わなくなって、未病という代わりに「亜健康」っていう言葉を使うようになったんですね。日本人が未病っていう言葉が気に入っちゃったんですよ。

南　いま、ずいぶん広まってきてますね。

丁　最初はなかなか広まらなかったんですよ。漢方が育んできた言葉だからね、学会をつくったりして、いろいろやってね。今では現代医学の面でも受け入れるようになって、けっこう広まったんですね。そうすると、今度は中国や韓国が、「これは、もともと俺等の言葉だよ」って言い出して、使い出したんです。見事に復活しちゃった。中国なんかでも最近は「亜健康」ってあんまり言わないで、「未病」と言うようになってきた。こういうキャッチボールっていうのは、好ましいと思っているんですよ。

南　そうですよね。元々のものが日本の中で変化したわけだし。

丁　アジア全体でね、民族が違うし国も違う、そういう中で、高め合ってきたっていう、良い例じゃないかなと思いますけどね。

南　さっき先生がおっしゃっていた、アジアのどん詰まりだから。

丁　そうそう。日本のやっぱり特徴っていうのは、いろんなところの文化が押し寄せて来て、この先、もう日本以外は行きようがない。ここで詰まるわけです。我々、よく実験をやる時に、クロマトグラフィーっていう、物質を分けたり、濃縮なんかする時に使うんだけどね、そういう、一番濃縮したロートの一番先みたいなところに日本があるわけ。本来は日本っていうのは異文化に対してウエルカムっていう、いろんなものを迎え入れる良さがある国だって思うんです。

南　七福神だってほとんど外人だしね。

丁　宗教だってそうですよね。一人の人が教会で結婚式を挙げて、亡くなるとお葬式で、お正月は神社にお参りって、そういういろんな神様が横行している。韓国や中国は、それはあんまりないですね。基盤が儒教だからっていうこともあるかもしれないんだけど、クリスチャンならもう百パーセントクリスチャン。クリスチャンの人がお寺にお参りに行くなんてことはあり得ないという。日本人のほうが寛容性があるっていうか、いい加減だっていうかね、いろんなものを受け入れる、八百万（やおよろず）の神になっちゃってるんですよね。地政学的にも矛盾に対して耐性ができている民族といえるでしょう。

東亜の悩み

南　やっぱり体にいい食事っていうのは、和食ですかね。

丁　そうなんだけど、低塩分の和食ですね。一般の和食って概して塩分が高いんです。京料理は出汁をよく取っているからいいんだけども、一般的に普及しちゃった和食と言われている和定食みたいなのは、塩分が多めですね。塩分を意識的に低めにした和定食みたいなものが、体にいいと思います。だけど、それだと、物足りなくなっちゃう。だからね、減らした塩分のかわりにスパイシーなものをちょっと加えて、カレーがけにするとかね、お漬け物のかわりにキムチにするとかね、工夫は必要だと思うんですよ。私、そういうのを「東亜定食」って言って、「東亜膳」って呼んでいるんです。「東亜」っていう言葉は、本当はもうちょっと普及してもいいんじゃないかな。

南　大東亜定食にしちゃったりして（笑）。

丁　中国の日本政策がうまくいっていたら、中国料理として全世界に広まってたかもわからないね。

南　面白いなあ。

丁　朝鮮国や日本は、中国から見て東にある。東洋医学っていうと中国人は変な顔をしますよ。「東洋ってどこ？」って。「韓国と日本のことね」って。こっちは「東洋っていえばアジア全体のことでしょ」って言うんだけど、中国の人は認めない。東洋っていうのは、あくまで中国からみて東。東亜だと中国もちゃんと入るからね。でも、だから、昔は「東亜医学」と言っていたわけです。朝鮮半島と日本のことだって。だから、大東亜戦争に負けたから使えなくなった。しょうがなくて「東洋」に変えたんです。日本では東洋医学っていうと中国の医学も含んでると思ったけど、中国人はそうは思ってない。中国語のわからない人は「東洋医学」って平気で使うけど、恥ずかしくて本当は使えないんです。

南　中国語がわかってたら、どういうふうに。

丁　世界的に見ると、「オリエンタル・メディスン」って訳しちゃってる人が多い。でも、オリエンタルっていうのは「トルコから東」っていう意味なんで、訳すんだったら、イースト・エイジアン・メディスン。やっぱり、東亜医学。これが正しいんですね。「東」は日本と朝鮮半島で、「亜」っていうのはアジア全体、中国、インドも入ります。

南　そっちのほうが正確。

丁　正確なの。東亜医学に戻すべきなんです。中国人から見れば、東洋医学っていうと、日本と朝鮮でやっている、マイナーなローカルな医学になっちゃう。

南　日本の漢方と中国の中医学は別物って話があったじゃないですか。普通、漢方は中国から来たんだから、どこが違うんだってみんな思いますよ。中医学っていうのは共産党がつくったわりに新しいコトバで、党の要人なんかは、病気で本当に困ったら「最後は西洋医学に頼る」って。漢方っていうのはもう、日本のものだっていう、それでびっくりしたんだけど。日本のものだっていうより、もともとの漢方の考え方っていうのを、日本人が吸収していったってことなんですよね。

丁　全然別物。面白いよね。

南　でも、先生の話を聞いてると、吸収したはずがまた、なんか、もっと大きなものに吸収されてく。

丁　それを東亜って言えないのが、悩ましいんです。

南　ははは。

丁　江戸時代中期の、国学の祖と言われた本居宣長（もとおりのりなが）は漢方医なんです。それが中年以降、ライフワークとして、国学を始めるわけです。日本固有の文化や精神を明らかにしようって。これがずっと時代を下って、尊皇攘夷思想につながったりもしたけど、本居宣長って漢方医でしょ。彼がやろうとしていたのは、「漢心より大和心」っていうものより、もっと広いものだと思いますよ。私の習った漢方の先生方も、前にも言ったように、「アジア全体でものを見ろ」っていう人たちでした。私もそれに賛同なんですよ。

第七章

静かな健康

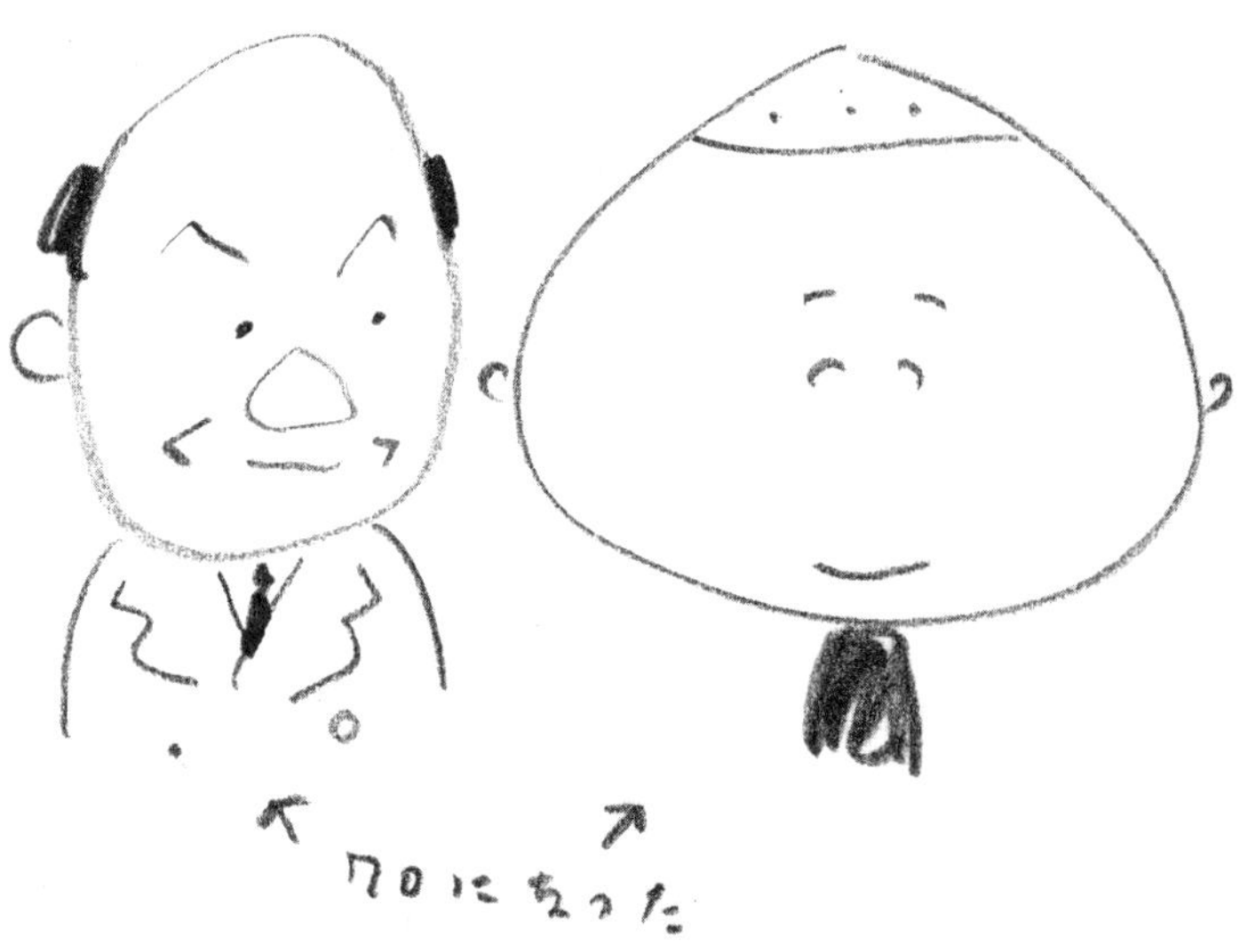

中庸の時代

丁　二人とも七十になったけどね、実は私、どこかで「七十になっても七十になった気がしない」って思ったりしているんです。

南　そうですね。

丁　だけど、七十になったら七十になったような気にならなきゃ本当はいけない。生活の中では、実際にもの忘れもするし、道でつまづいたりして、少しずつ自覚はしているんだけど、それを言うと「負けた」と思うような人生は、戦後の世の中で毒されているんじゃないかって思います。

南　本人がそう思わないと、なかなか実感持てない。「若々しいのがいい」っていう世の中だから。

丁　アメリカ人なんか、七十歳なのに二十歳の若者と一緒に働いてね、二十歳の若者と同じ物を食べて、できれば二十歳の恋人を持ってね、バリバリやるのがいいっていうふうに思ってるわけですよ。欧米の人っていうのは、漢方でいう中庸っていうのをあまり理解できない。

南　アメリカ人は実証が理想ですね。

丁　だけど日本人には本来、七十歳には七十歳なりのバランスがあって、中庸を良しとする考え方があるんです。ギアを落としてゆっくり人生を楽しむ生き方が本来の日本人のあり方。

南　それを漢方の体質っていうことから考えるって面白いですよね。いきなり、何でもかんでも極端はいけないから中庸がいいんだって言われても、「そうかもしれないけど」ってなるけど、体の状態としてそういう三通りの人が本当にいるんですもんね。

丁　中庸っていうのは、最も健康な状態なんです。中庸は回転している独楽（こま）みたいなもので、体の中がバランス良く回っているから、静止しているように見えちゃう。

南　ああ、回ってるから。

丁　その人が天才ならね、どんどんどんどん、むしろ、煽ってあげたほうがいい場合もあるわけです。だけど逆に、大器晩成の人もいるわけ。子どもの頃はぜんぜん目立たなかったけど、人生後半でもって花咲く人。人間国宝みたいな。ある意味、ほとんどの人はそうだと思いますよ。コツコツやってね、もう毎日コツコツやって、六十、七十になった時にね、ようやく円熟した作品を残したり。そういうふうになるでしょ。そういう人とね、十四、五歳でもって脚光を浴びる人とは、生き様も違うし、漢方的には体質が違う。

南　そうですね。

丁　だから、漢方っていうのは、その人の人生を、全人的に診るわけです。今の世の中の一番の問題点は、若い時に伸びるとみんなが注目するけど、人生後半に伸びる人をないがしろにしている。日本文化全体がだんだん薄っぺらくなってきた。そういう気がします。

南　そう、最年少好きだよねえ。

丁　歌手でもね、演奏家でもそうですよ。十五歳でもって世界的コンクールで一位になったとか、そういう「十五歳でもって」ということばかり取り上げます。私もクラシックが好きだから、五十、六十になってね、すごい演奏をし出す人がいるわけです。世の中のシステムがそういう人拾い上げることができない。
人生前半で行く人ばっかり。受験だってそうです。「十八歳でもって」決めてるでしょ。本当は十八で東大に入るような人はね、十五、六でも入れるんです。そのぐらいの人は、麻布とか開成にはいますよ。そういう人は逆に、みんな十五歳で東大に入れてあげればいいわけ。

南 そうなんです。それはそれで不公平とかいうもんねえ。

丁 私の奉職している大学はむしろ人生後半で花咲く学生を応援する校風を誇りにしているところです。

生命の空間

丁　前にちょっと言ったけどね、漢方医は病気を診るんじゃなくて、病人の人生を診るわけです。その時の人間のイメージっていうのはね、その人も、自分も含めて、自分たちは宇宙の中の塵みたいなものだと。だけど、塵の一つを拡大してみると、その中に生命空間というか、それぞれの人生があって、大きさや形が、ちょっとずつ違うっていうふうに考えるわけです。

空間というのは、細長い風船みたいなイメージですね。その全体の長さが、誕生から死までの時間軸で、大きく膨らませると太く短くなる。同じく生を受けたのに、太くて短い人生と、細くて長い人生がある。そういうイメージでもってこの人が、どういう人生を今まで歩んできて、どういう人生を歩もうとしているか、今どの辺にいるのかっていうことを考えるわけです。

南　太いとやっぱり短くなる。

丁　そうそう。「俺は太くて短くてもいい」って言う人もいるんですよ。ダラダラ生きていたくないよっていう人もいれば、はじめは太くても、途中から細くなってずっと生き延びたいよっていう人もいる。その人の生き方によって、摂養や治療方針とかいろいろと変えていかなきゃいけないわけですよ。

南さんなんてどっちかっていうと、昔は太い人生だった。だけどずっと太いままでいくんじゃなくて、今度は細く長くね、人生後半をちょっと延ばしたりするとか、相談しながら、コントロールしていきたいと。

南　本当にそうですよ。若い時みたいにゃできないからね。

丁　そのためには細心の注意も必要だし、日常生活上の注意も必要になってくる。だからといって今度は若い時みたいに、この漢方を飲んだからいろんなことができるっていうわけではない。むしろちょっと絞るような、だからブレーキを踏むような、ギアを落とすような人生に変えていかなきゃいけないんだよって。その生き方の相談ですよね。そういう中で薬を使ったり、時々、鍼の力を借りたり、漢方医っていうのは、いろいろとしていくわけです。

南　だから、やっぱり、僕がさんざん通った大病院の先生とは、はじめから違う。

丁　西洋医学的なアプローチと違うわけですね。「壊れた自動車の部品を替えるような」っていう喩えをされちゃうのは、そのことなんです。漢方の場合は、その人生、その人の生き様っていうことになるから、ずいぶん治療アプローチが違う。そういうやり方っていうのは、私は歴史もやってきたし、韓国人になったり、日本人になったり、いろんな視点でもって物を見るっていうのが、多少役立ってるような気がしますね。

三つの要素

丁　漢方の基本概念では人体の機能を、「気・血・水」って分類します。「気」っていうのは、気力とか気持ちの「気」なんだけど、具体的にいうと自律神経の機能を表しています。自律神経と、主に自律神経が司る機能です。例えば、消化吸収活動ね、自分で胃を動かそうと思っても動かせません。これ、自律神経がコントロールしてるんです。「血」っていうのは、その血液そのものも指すんだけど、循環とホルモンとか、体の中の調節機構を指します。「水」っていうのは、生体防御機能。つまり、リンパ液もそうだけども、生体防御、免疫機能、これをみんな、漢方では「水」と呼ぶわけです。

南　そう、免疫って言われるとわかりますね。

丁　「気・血・水」という人間の体の三大構成要素で、生命の基本機能が決まってきます。これを西洋医学では、「神経・内分泌・免疫」といって、漢方と基本的に一致するんです。この、「気・血・水」というのは、江戸時代の日本の漢方家が、生体をよく観察して、ある種の勘でもって、この三つに集約されるんじゃないかなって、そう言い出したんですよ。

南　ものすごい勘ですね。

丁　そうそう。把握してしまった。この「気・血・水」がうまく回転して、めぐってる時は体が健康なわけです。だから、めぐってるから、一見、外から見てるとじっとしてるように見える。静止してるように見える。止まったら倒れちゃう。回ってるってことが、生きているってことなんです。静止してるように見えるのが、うまく回ってるっていうことなんですよ。これを一番コントロールしてるのは、「気」だからね、自律神経機能、それによるものです。だから、バイオリズムっていうのが大事。生活習慣っていうのがすごく大事になってくる。

南　今までね、その「気」のこととか、その漢方とかっていうのを説明されると、「気・血・水」っていうことは言うんですけど、それが何にあたるかっていう説明ができないんで、なんか「怪しげなもの」になっちゃうんですね。で、実際にもっと怪しい、どんどん細かく細かく理屈をつけていったところがあって、それがこの実態と関係なくなってくじゃないですか。そうすると、この怪しげなほうばっかり見て、漢方っていうのはどうも訳がわからないっていうふうになっちゃったんだけど。先生のお話を聞くと、「気っていうのは、自律神経のことを言うんですよ」っていうふうに言われると、「あ、そうか」って。ほんのちょっとしかない知識でも、わかります。

友達で漢方にかかって、その先生もいい先生だとはいうんだけど、いろいろそういう漢方用語っていうか、陰陽がどうしたとか、理論がどーも胡散臭いわけですよ。「その理論とか、先生はどう思うの？」って聞くと、「聞かれても困るんだよね」って言う（笑）。だから、いい先生なんですけどね。

丁　つまりね、漢方の論理っていうのは、ぶら下がり論理なんです。昔は顕微鏡もなかったしね、測定もできないから全部、「昔の人はこう言った」とか、「昔の本にこう書いてあった」と、ぶら下がるだけだから。ぶら下がる根拠っていうのは、本当はあんまりないわけです。西洋医学的な考え方っていうのは、進みは遅くても確実に積み重ねていくから、必ずある高さがあれば、裾野も保証される。漢方の偉い先生の話は、「私の先生はこう言った」とかね、「この本にはこう書いてある」っていう話になっちゃうわけですよ。

南　神様になっちゃうんだね。

丁　最後はね。だから、最後は、『傷寒論』っていう、これは漢方のバイブルがあるんですが、本当は、バイブルがあったってしょうがないわけ。これ、医学なんだから。そういうことを言うから、ちょっとね、漢方仲間からは嫌われたりする。

南　いいなあ。

独楽は回る

南　僕は知らなかったことがわかるのが、すごく好きなんです、意外なことが大好き。「へえ、そうだったのか」っていうのが、すごく面白い。誰でもそうなのかって、僕はずっと思っていたんだけど、誰もがそうではないみたいですね。みんな、けっこう最初から守りが堅いっていうか。自分っていうのはこういうものだと思っていたものが壊れるっていうのは、嫌だ。いつから守りに入るかっていうところだと思うんだけど、僕はなにしろ「意外」好き。なんか、先生もそういうふうにずっとやってきた人なんだって思うんですよね。

丁　私はね、子どもの時から歴史が好きだったから、自分の状況を歴史の流れの中で客観的に見るようになって、それはちょっと、よかったんじゃないかなって思うんです。歴史を知ることで、子どもの時はずいぶん自由な気持ちになれました。よくアメリカンドリームっていうけれども、私はジャパニーズドリームだと思いますよね。私もアメリカで生活した体験があるからわかるんだけど、外国人が生きていくっていうことについては、アメリカのほうがよっぽど厳しいです。日本はこの社会全体の緊張度、テンションというのかな、それが低いから、外国からテンションの高い人が来ればね、いくらでもすき間があるわけ。アメリカのほうがすき間が少ないと思う。日本人の寛容性というのは、世界に誇れるレベルですよ。だから今、ヘイトスピーチなんかが出てきたからびっくりしてね。だから、日本っていうのは不寛容じゃないかとみんな思ってるかもしれないけど、基本的に私は寛容だと思います。

南　あー、ゆるいとこがいい。テンション低いのがいい。

丁　いいんですよ、むしろ。私の親父は稼いだ金を全部国に送っちゃった。そうして貧乏になってしまった。うちの親父は自分から貧乏になってるような貧乏なわけ。だけど、彼もジャパニーズドリームを叶えた男の一人じゃないかな。

南　そうですよ。子どもがお医者さんになったんだから。だけど、先生のおじいさん、一番最初に日本にやってきて、雇ってくれたいい日本人がいたわけじゃないですか。それがさ、何人かいた奉公人の人たちはみんな、ほとんど殺されちゃった。ショックだったでしょうね。今はもう、「そんな、ほんの一部の話だ」みたいなことになっちゃってるでしょ。

丁 うちの祖父さんもね、その話をなかなかしてくれなかった。生き残りだっていうことをね、ずっと知らなかったんです。そうしたら、ある時にね、名古屋のほうからお祖父さんの、友人が訪ねてきたわけ、それがもう一人の生き残りだった。二人が抱き合って泣いてるわけよね。子どもながらにそれを見ていてね、なんでいい大人が抱き合って泣いてるのかって。もうずうっとひと晩、抱き合って泣いていた。小っちゃかったけど忘れられないね。

南 あれはデマがあってそういうことになった。

丁 流言蜚語が出たわけです。朝鮮人が反乱を起こすって。自警団とかがそれを信用して、片っ端から殺しちゃったわけです。言葉に訛りがあれば殺されたんですよ。日本人と見分けがつかないからね。

南 そうまでして自分じゃないのを識別する。

丁　人間っていうのは、生まれた時はあらゆるものに対する免疫が備わっていてね、それが、「自分の体」にも反応すると困るから、自分の体と同じものについては脱落させていくわけです。クローン選択説的には、人間は生まれた時はインターナショナル、国境とかそういうのはぜんぜんない。成長するにしたがってね、自分と同じものとそうでないものを見分ける能力がついてくる。

南　それは、ものすごく不寛容ですよね。自己と……。

丁　自己と非自己。

南　自己と非自己をものすごく選別する。それが生きる道だからね。

丁　そうそう。だから、とくにその肌の色とか、髪の毛の色とか、目の色とか、そういう表面的なものが第一に来るわけ。その次が言葉とか、容姿とか、付属的なものになっていく。そういう意味では、日本人と韓国人っていうのはハードルが低いんだけど、こういうことが起きたわけですよ。でも、そのクローン選択説からすると、EUなんかはね、イギリスは離脱しちゃうけど、言葉が違うだけで違和感っていうのが意外とないから、一つの経済圏をつくるっていうことに成功したんじゃないか。やっぱりね、アジアも本来はそれが可能なわけです。そういうことになると、日本も韓国も中国もなくなる。そういう時代が、我々が生きている間にひょっとしたら来るかもわからない。

南　漢方の文化圏ですね。

丁　今、日本にたくさん外国の観光客が来ていますが、これからは、どんどん外国の人が住んで、いろんな移民も受け入れなきゃいけないっていう時代になると思うんです。今の世界情勢は自国から移民をしめだす方向になっているけどね。グローバル化っていうけれども、日本人が海外に出て行くのもあるけど、ごく普通の意味でのグローバル化は、外国の人がいっぱい来て日本で働いてもらうっていうことになるんじゃないか。

南　そういう、国際化っていうのは、日本人はこれまでさんざん経験してたんだからできるはずだと。

丁　そうそう。繰り返しになるけどね、漢方では中庸の状態が健康です。バランスの取れた状態でいれば、病気もしないし、寛容でいることができる。寛容な世の中のほうが生きやすいっていうのは、間違いないわけです。昔は人を育てようとする、面倒見のいい「和の組織」のシステムが世の中にあって、社会に余裕を生んでいたと思います。今はもう、世知辛くなって、なくなってしまったようにも見えるけど、目立たないだけで、残っていると思うんです。

南　回転している独楽ですね。

丁　それが心と体の健康っていう状態なんだけどね。

あとがき

このたび南伸坊さんの発案で対談が実現しました。

奇しくもこの対談によって、私の漢方家としての漢方への思い入れがあぶりだされることになりました。

私は大学入学直後より漢方の勉強を始めました。私にとって漢方は、正規の授業の疲れを癒す「趣味」としての位置づけにありました。医学部の六年間で徹底的に漢方の勉強をしたために、大学を卒業するころにはもう勉強しつくした感もありました。

ですから、卒業後はむしろ西洋医学も同時に究めたいという意識が強く、大学に残り、さらには国立がんセンターでも研究をすることになりました。

ところが本編でもふれたように、その後いくつかの数奇な出会いがあり、また漢方の世界に戻ることになりました。当時の私にとっては思いがけないことでしたが、これは伸坊さんの分析によると、これにはそれなりの伏線があったというわけです。

特に、今日私が漢方にたどり着くまでの伏線として「在日韓国人」という運命のもとで育った環境や、そこで巡りあった温かい恩師たちや両親、祖父母の生きざまに支えがあったことが明らかになりました。

漢方の世界に戻ってからも、昼間は勤務医としての仕事をして、夕方からは自分の研究や大学の講義もするという、以前にも増して私は漢方でいうところの「実証」的な生活を送っていました。患者さんを診るのも自分の研究も、大学の講義も、「誰にも負けたくない」といつも思っておりました。決して名誉を求めているのではありませんでしたが、それぞれを極めたいという欲はありました。

しかし五十五歳ごろに医師としての自分を見つめ直した時、このままの生活を送っていると早かれ遅かれ、いずれ大病を患うと思いました。実際に健康診断では肥満の他に生活習慣病すれすれの数値が並び、特に痛風を発症してしまいましたし、心臓肥大もみつかりました。完全な未病状態でした。

そこから自分の生き方を見直して、実証的な生活を改めて食事や睡眠などの生活習慣も一新、バランスのとれた中庸に近づける努力を始めたのです。なんと漢方薬もこの年から服用を始めました。

五十五歳といえば昔の定年。今思えばちょうどいい年齢です。食事は一日二食に切り替えて規則正しい生活を心掛け、仕事の分量もやり方も工夫しました。

七十歳を迎えた今日、この判断は正しかったとしみじみ思っております。五十五歳の時に自分のライフスタイルを見直していなければ、今頃は間違いなくがんなどの大病を患っていたことでしょう。

いま、未病のうちに摂養を心掛け、健康を回復して非常に幸せな毎日を送っております。やはり漢方的な生活はおすすめだと思います。

最後に本書を企画・編集してくださいました、毎日新聞出版の永上敬氏に深く感謝申し上げます。

丁 宗鐵

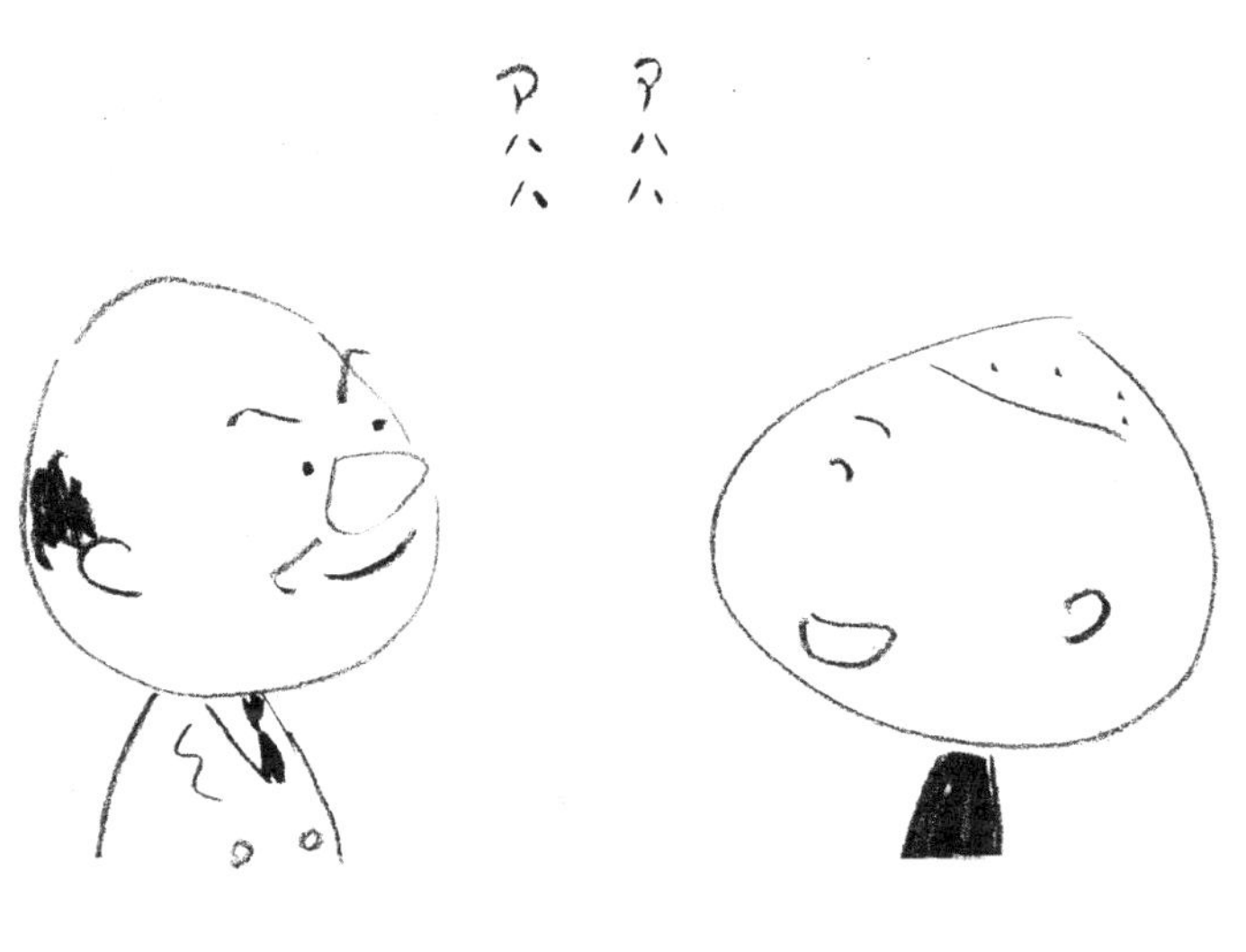
アハハ
アハハ

装幀　黒岩二三［Fomalhaut］
本文イラストレーション　南 伸坊

丁宗鐵（てい・むねてつ）

1947年東京生まれ。医学博士。横浜市立大学医学部卒業。同大学大学院医学研究科修了。日本東洋医学会漢方専門医・指導医。現在、日本薬科大学教授、学長。漢方医療の専門医として、『主治医がみつかる診療所』など、テレビ・ラジオでも活躍。著書に『名医が伝える漢方の知恵』『がんが逃げ出す漢方力』『正座と日本人』など多数。

南伸坊（みなみ・しんぼう）

1947年東京生まれ。イラストレーター、装丁デザイナー、エッセイスト。雑誌『ガロ』編集長を経てフリーに。著書に『丁先生、漢方って、おもしろいです。』『老人の壁』『解剖学個人授業』（共著）、『本人伝説』『本人遺産』『おじいさんになったね』『ねこはい』『ねこはいに』など多数。

漢方的生き方のすすめ

印　刷　2018年3月5日

発　行　2018年3月20日

著　者　丁宗鐵　南 伸坊

発行人　黒川昭良

発行所　毎日新聞出版

〒102－0074

東京都千代田区九段南1－6－17　千代田会館5階

営業本部　03－6265－6941

書籍本部　03－6265－6745

ＤＴＰ　明昌堂

印　刷　精文堂印刷

製　本　大口製本

ISBN978-4-620-32491-3